SEXE
LES NOUVEAUX DANGERS

DU MÊME AUTEUR

Les Maladies en voyage – La santé en voyage, Seuil, coll. « Points Planète », 1988

Vivre séropositif, avec M. Gentilini, Éditions du Rocher, 1995

Santé & voyages, Pasteur Vaccins, 1996

La santé des voyageurs, Flammarion, coll. « Médecine-Sciences », 2002

Urgence sanitaire, Robert Laffont, 2020

Maladie de Lyme : réalité ou imposture, Bouquins Éditions, 2021

Professeur ÉRIC CAUMES

SEXE
LES NOUVEAUX
DANGERS

BOUQUINS

document

92, avenue de France 75013 Paris
ISBN : 978-2-38292-175-3
Dépôt légal : octobre 2022

À ma femme et mes enfants.

« Ce n’est pas la faute de l’histoire,
mais la faute des médecins,
si l’histoire ne rend pas
plus de services à la médecine. »

Charles Daremberg (1817-1872)

Depuis le début de ma carrière médicale et universitaire, il y a plus de trente ans, les infections sexuellement transmissibles (IST) sont au croisement de mes deux spécialités, la dermatologie et les maladies infectieuses. La chronologie de mon parcours est parallèle à celle du sida comme c'est le cas de tous les infectiologues de ma génération. En 1981, le syndrome d'immunodéficience acquise (sida) est découvert. En 1982, je suis nommé interne des hôpitaux de Paris. En 1983, le VIH est identifié en France. En 1985, à mon retour de coopération au Népal, je commence mon internat de maladies infectieuses à l'hôpital Claude-Bernard, où nombre de jeunes malades sont morts du sida. Entre 1986 et 1989, je me spécialise en dermatologie, avant de revenir à l'infectiologie. Comme dermatologue, à la fin des années 1980, j'ai été confronté aux IST (syphilis, gonorrhée), et parmi les premiers témoins des maladies de peau qui accompagnaient le sida, comme la maladie de Kaposi. En 1987, la zidovudine (AZT), premier médicament antirétroviral, efficace contre le VIH, est évaluée chez des malades du sida.

En 1989, je deviens chef de clinique dans le service des maladies infectieuses de l'hôpital de la Pitié-Salpêtrière à Paris. C'est dans ce service que fut prélevé en janvier 1983 le premier malade qui a permis l'identification du VIH. En 1993, je deviens praticien hospitalier dans ce service. Trois ans plus tard, le premier traitement antirétroviral efficace, une trithérapie avec des antiprotéases, est testé chez les malades du sida avec une efficacité remarquable mais de nombreux effets indésirables. En 2001, je suis nommé professeur à la faculté de médecine Pierre-et-Marie-Curie (devenue depuis Sorbonne Université), à Paris, et en 2013, chef du service des maladies infectieuses et tropicales de l'hôpital de la Pitié-Salpêtrière, responsabilité que j'exercerai jusqu'en 2021.

Ce parcours m'a conduit à réfléchir à la sexualité, son histoire, son expression, en étant confronté aux pathologies qui lui sont associées, les maladies sexuellement transmissibles (MST) devenues IST au tournant du siècle. C'est au nom de cette expérience de quatre décennies, marquées par le fléau du sida, que j'ai décidé d'alerter l'opinion sur la propagation de nouveaux dangers.

Ce livre sera par la force des choses dérangeant pour tous ceux qui refusent à ce jour de voir en face cette nouvelle réalité sanitaire, ou préfèrent l'occulter en dépit de l'arrivée de la variole du singe en mai 2022. Mais le devoir d'alerte s'impose encore plus.

Première partie

HISTOIRE ABRÉGÉE DE LA SEXUALITÉ

Il n'est pas possible de parler des nouveaux dangers sexuels sans parler de sexualité. Or, il s'est passé beaucoup de choses avant le début de la libération sexuelle fixée arbitrairement au début du XXe siècle. Mais je ne peux pas résumer des siècles de sexualité en quelques paragraphes. Je les synthétiserai donc en quelques phrases. Par rapport à nos ancêtres primates, la sexualité humaine a des caractéristiques bien particulières, pour la plupart inconnues des autres espèces : amour, plaisir, érotisme, pudeur. La domination masculine est apparue au néolithique en même temps que la sédentarisation et la civilisation. Pendant la période antique gréco-romaine il existe une grande liberté sexuelle ; la sexualité comme le plaisir charnel sont des valeurs positives. Puis au tout début de notre ère une condamnation de la liberté sexuelle et un contrôle de l'exercice de la sexualité se mettent en place progressivement.

Ce virage vers la conjugalité et la fidélité est, selon les historiens, antérieur à l'avènement du christianisme et date du Haut-Empire romain (I^e^ et IIe siècle). Il est marqué par la chasteté, la limitation de la vie sexuelle au couple, la condamnation de l'avortement, le rejet de l'homosexualité, et la réprobation de l'amour passion. Le couple monogame et indissoluble est le cadre de développement de notre sexualité du début de notre ère jusqu'au XXe siècle. On considère que les normes du mariage catholique, tel que nous les connaissons aujourd'hui, se sont imposées progressivement pour être parachevées en 1563 par un décret du concile de Trente. Avant cette date il suffisait pour un couple de se promettre l'un à l'autre pour être considéré comme uni, même sans témoins. La cérémonie religieuse venait ratifier ce lien dans un second temps. Et la sexualité n'était pas considérée comme mauvaise. Certains théologiens médiévaux comme Jean de Gerson (1363-1429), acceptent même pleinement la recherche du plaisir et la séduction entre les époux. Cela renforce le mariage, bénéficiant ainsi à la bonne tenue de la société dans son ensemble.

1

De la libération sexuelle à la révolution sexuelle (1900-1969)

Le mouvement de libération sexuelle amorcé au cours du XIXe siècle se prolonge au XXe. Mais chaque pas en avant sera suivi de deux pas en arrière aux sorties des deux grandes guerres, surtout de la Première Guerre mondiale dont le million et demi de morts engendre un très grand déséquilibre démographique, et la nécessité de repeupler le pays. On retiendra de la première partie du XXe siècle la Belle Époque (avant la Première Guerre mondiale) et les Années folles (jusqu'à la crise de 1929). Le reste est marqué par deux guerres mondiales et ses millions de morts ; et par une crise financière majeure, et ses millions de chômeurs.

La Belle Époque, les Années folles

Jusqu'à la Belle Époque, la sexualité, centrée sur la reproduction, se caractérise par ses interdits. Les relations sexuelles avant le mariage, pour les femmes, et extraconjugales, pour les deux sexes, sont réprouvées. Elles ne sont pas non plus autorisées pendant les règles et la grossesse. Seule la position du missionnaire est permise par les confesseurs. Le baiser profond et la fellation sont l'apanage des prostituées et des maîtresses. La masturbation, pratique supposée « épuiser le corps » et détourner de la procréation, est stigmatisée. Le mariage arrangé est la règle et les futurs époux doivent respecter les vœux formulés par les parents. La sexualité hors mariage est punie, mais c'est la femme qui paie le plus lourd tribut. L'adultère féminin est sanctionné d'une peine de prison, alors que l'homme doit simplement s'acquitter d'une amende. Condamné par le Code pénal, l'adultère féminin n'est plus poursuivi à partir de 1890. Il n'est plus sanctionné que par une simple amende jusqu'à ce qu'il devienne un argument de divorce des décennies plus tard. Le mariage d'amour se substitue progressivement au mariage d'intérêt à partir de la Belle Époque, avant la Première Guerre mondiale. Ce sont alors les individus et non plus les parents qui choisissent le partenaire.

Mais dans les milieux populaires ouvriers et la paysannerie les convenances bourgeoises ne sont pas beaucoup respectées. La liberté de langage peut concerner hommes comme femmes. La virginité avant le mariage n'est pas toujours la norme et on s'accommode aussi des grossesses avant mariage, situation popularisée par le vieux dicton populaire « fêter Pâques avant les Rameaux ». On peut même voir des couples instables, des adultères féminins, et des liaisons amoureuses où des femmes populaires associent amants modestes et amants bourgeois pour agrémenter l'ordinaire, comportement que l'on trouve aussi dans la noblesse et la bourgeoisie.

Les tabous reculent progressivement au cours des Années folles. La femme se découvre de plus en plus, et les pratiques érotiques se diversifient. Le baiser sur la bouche, avec la langue, devient l'expression de la passion amoureuse alors qu'il était encore considéré comme un « crime d'attentat à la pudeur » en 1881. Dans le même temps, les « préliminaires » gagnent en importance. Le sexe oro-génital, et les caresses sur les seins et les organes génitaux se développent. Mais la sodomie reste marginalisée, et rejetée par les femmes qui y voient une pratique douloureuse, empreinte de soumission à l'homme.

Les relations sexuelles avant le mariage deviennent de plus en plus fréquentes, entre futurs époux, comme « preuve d'amour ». À titre d'exemple, les mariages légitimant des conceptions prénuptiales concernent 10 % des femmes françaises avant la Première Guerre mondiale, et 30 % avant la Seconde Guerre. Dans le même temps les avortements explosent, passant de 30 000 en 1914 à 200 000 dans les années 1930, confirmant l'insuffisance des moyens contraceptifs en cours pour limiter les grossesses non désirées. La moitié des avortements concernent des femmes mariées, et 45 % des femmes célibataires. En fait, depuis les XVIIe-XVIIIe siècles, le mode contraceptif le plus répandu est le coït interrompu, pratique difficile, nécessitant une certaine expérience et maîtrise, et entraînant un nombre incalculable d'échecs. L'usage du préservatif était plutôt réduit à certains milieux, surtout celui de la prostitution. Les femmes avaient bien essayé de prendre les choses en main à partir de 1900 avec les douches vaginales (et le bidet en héritage), l'éponge, puis le pessaire (un anneau de caoutchouc introduit dans le vagin) mais il faudra attendre les années 1960 pour voir arriver une contraception efficace même si le stérilet est bien antérieur.

Paris, considéré au début du siècle comme la capitale des lumières et du plaisir (pour ne pas dire la capitale du tourisme sexuel), attire des artistes et voyageurs du monde entier. On doit à Henry Miller cette formule de 1929 : « La première chose que l'on remarque à Paris est que le sexe est dans l'air. » Les maisons closes ont pignon sur rue. Les premiers films porno y sont tournés clandestinement. Après la Seconde Guerre mondiale, la « loi Marthe Richard » conduit, en 1946, à la fermeture de 1400 bordels dans toute la France dont 200 à Paris (mais pas dans les colonies). Les maisons closes vont alors être remplacées par la prostitution de rue, et les bordels clandestins ou maisons de passe. Pas franchement mieux ! Ironie de l'histoire, en 1973 Marthe Richard, une ancienne prostituée, se déclarera favorable à une révision de sa loi, ayant surtout abouti à marginaliser les prostituées. Trop tard… Les prostituées restent, jusqu'à ce jour, dans une hypocrite clandestinité en France, à la différence de la plupart des états qui nous entourent. Ainsi les prostituées sont aujourd'hui beaucoup mieux protégées dans d'autres pays européens, où la prostitution est tolérée voire légalisée, qu'en France où la santé de ces femmes n'a jamais plus été une préoccupation.

La production littéraire de l'époque reflète bien l'évolution de la sexualité. Sigmund Freud publie ses *Trois essais sur la théorie sexuelle* en 1905. C'est une avancée fondamentale car c'est la première fois que l'on parle de la libido, véhicule du plaisir, moteur de la sexualité, dont le refoulement aboutit à des troubles psychiques, et la sublimation à de grandes œuvres. Il décrit le complexe d'Œdipe (désir inconscient de faire l'amour avec son parent du sexe opposé) et les stades de développement de la sexualité au cours de la croissance : oral (0-2 ans), anal (2-3 ans), phallique (3-7 ans) et génital qui commence à l'adolescence. En fait Freud ne connaissait pas grand-chose à la sexualité. Un peu plus tard, Wilhelm Reich publiera ses deux ouvrages de référence : *La Fonction de l'orgasme* (1927), et *La Révolution sexuelle* (1936). Il formule clairement l'idée que le désir doit trouver son aboutissement dans l'orgasme. Il a complètement dérapé à la fin de sa vie avec l'invention d'une machine pour capter l'orgone, une énergie cosmique qui nourrit le désir et le plaisir. Nous reviendrons à Wilhelm Reich avec la révolution sexuelle.

Premières recherches américaines sur la sexualité

Le premier institut d'études sexuelles est fondé à Berlin en 1919 par trois psychanalystes allemands, considérés parmi les pères de la sexologie : Magnus Hirschfeld, Iwan Bloch et Albert Moll. L'Institut de sexologie est fréquenté par des homosexuels du monde entier pour des consultations ou la visite de la galerie de portraits d'homosexuels célèbres et de travestis. Leurs travaux contribuent à l'égalité juridique entre les sexes et à la reconnaissance de l'homosexualité. L'institut sera pillé par les nazis en 1933, et ses archives brûlées au cours d'un gigantesque autodafé. Les totalitarismes ne tolèrent pas la liberté sexuelle !

Les premières recherches scientifiques commencent en 1938 avec Alfred Kinsey, un zoologiste américain, qui se met en tête d'étudier scientifiquement la sexualité masculine et féminine à travers des interrogatoires sur le comportement sexuel des Américains, qu'il mènera de 1938 à 1952. Cela va occasionner une levée de boucliers : monde politique, autorités universitaires, ordre des médecins, police, ligues morales. Mais il ira jusqu'au bout. Le premier rapport Kinsey sur la sexualité des hommes américains sera publié après guerre, en 1948. Il montre que 80 % de ces hommes ont eu un rapport sexuel avant le mariage, 60 % ont eu une activité homosexuelle avant l'adolescence, et 50 % des hommes mariés ont une liaison extraconjugale. Le deuxième rapport Kinsey sur la sexualité des femmes américaines sera publié en 1953. Il est encore plus interpellant pour l'époque, parlant de l'activité sexuelle avant le mariage, de la masturbation et de l'homosexualité féminine. Des choses somme toute très banales aujourd'hui mais qui détonnent à l'époque. Taxé d'immoralité, Kinsey ne pourra pas continuer ses études, lâché par ses sponsors, dont la fondation Rockefeller. Il découvrira pendant cette période son homosexualité avec un de ses collaborateurs, qui sera aussi l'amant de sa femme…

L'étude scientifique de la sexualité la plus novatrice est celle effectuée par William Masters, un professeur de gynécologie, et son assistante, Virginia Johnson, une psychologue, en 1964 à la fondation de la recherche sur la biologie de la reproduction de Saint-Louis, Missouri, aux États-Unis. Nous ne sommes plus dans l'interrogatoire mais dans l'observation directe de couples en train de faire l'amour dans leur laboratoire. Les chercheurs enregistrent les réactions grâce à des caméras, et des électrodes censées évaluer les modifications des organes génitaux, du rythme cardiaque et du tonus musculaire, du début de l'acte sexuel jusqu'au décours de l'orgasme. Onze ans de recherches, 694 personnes étudiées (382 femmes, 312 hommes), des dizaines de publications. Le rapport *Human Sexual Response* (*Les Réactions sexuelles* en français) où sera compilé le résultat de ces recherches sera publié en 1966 (traduction française en 1968). Les deux scientifiques ont d'abord recruté des prostitués des deux sexes, puis des membres du groupe hospitalier universitaire, dont des professeurs. Quant aux deux chercheurs, ils se prendront au jeu de leur propre recherche, participeront à l'expérience et finiront mari et femme.

C'est la première description clinique de l'orgasme au féminin et au masculin. C'est aussi la reconnaissance du rôle fondamental du clitoris dans la sexualité féminine. Il est plus difficile de s'y retrouver en anatomie féminine que masculine. Pour l'homme tout passe par le même organe, le pénis. Pour la femme, c'est plus compliqué. D'ailleurs, la femme est la seule espèce à éprouver un orgasme dans le monde animal. Ces résultats sont donc considérés comme révolutionnaires pour l'époque. Pour ceux qui ne savent pas s'y retrouver entre clitoris et vagin comme source de plaisir féminin, je cite Masters et Johnson : « En soi, la stimulation du clitoris se développant au cours du coït est le résultat secondaire ou indirect de la traction du pénis sur le capuchon des petites lèvres [*NDA* : dont les extrémités supérieures encadrent le clitoris]. Cette traction survient quelles que soient la position coïtale de la femme, les variations anatomiques de la taille du clitoris, ou l'origine des racines. » Le clitoris partage beaucoup de choses avec le pénis : gland, prépuce, frein, corps spongieux, corps caverneux, sensibilité à la stimulation sexuelle, capacité érectile et de jouissance. Mais à la différence du pénis, multifonction, l'unique fonction du clitoris est le plaisir féminin.

La femme est unique. Et l'homme n'y comprend pas grand-chose. Est-ce la raison pour laquelle la sexualité de l'homme, qu'il soit hétérosexuel ou homosexuel (à partir de la Révolution française), a été mieux considérée que celle de la femme ? Sans parler des prostituées qui sont particulièrement mal considérées dans notre pays.

Libération sexuelle

En juin 2003, le mensuel *L'Histoire* publiait dans son numéro 277 un article d'une historienne, Anne-Marie Sohn, spécialiste de l'histoire des femmes et de la vie privée, intitulé « La révolution sexuelle a cent ans ! ». Cent ans, en 2003, cela renvoie au début du XXe siècle, à la Belle Époque. Pour l'auteure, clairement, 1968 ne constitue pas l'an I de la liberté sexuelle. Elle y voit plutôt un lent processus, amorcé au début du XXe siècle et poursuivi jusqu'aux années 1950. Le temps de la remise en cause de plusieurs siècles dominés par un carcan moral marqué par le puritanisme, la pudeur pour ne pas dire la pudibonderie, le conformisme, et la respectabilité. Car la sexualité est alors considérée comme saleté ou péché depuis presque deux mille ans.

Après la Seconde Guerre mondiale, les mœurs se libèrent, pas seulement en France, au son du jazz, et dans les volutes de fumée des cigarettes américaines. Les revendications de la jeunesse sont hédonistes et individualistes. L'amour n'est plus l'exclusivité du futur élu, mais une revendication à part entière des femmes, comme une expérience de la vie, devant s'inscrire dans un apprentissage amoureux nécessaire avant de trouver la bonne entente sexuelle. Flirts obligatoires, expériences sexuelles, alternances amoureuses et ruptures sentimentales deviennent de plus en plus communs. Dans les années 1950, la moitié des jeunes filles ne sont plus vierges au moment du mariage ; elles seront 90 % en 1972.

Le revers de cette sexualité amoureuse, en l'absence de contraception efficace, est l'arrivée de grossesses non désirées. D'où le recours à des méthodes d'avortement archaïques (aiguille à tricoter, sur une table de cuisine) par des « faiseuses d'anges » qui risquaient gros. La légalisation du droit à l'avortement (« loi Veil ») autorisera l'interruption volontaire de grossesse le 17 janvier 1975 à l'Assemblée nationale. Ce fut l'aboutissement d'un long combat qui débute en 1971 par la publication du « Manifeste des 343 » femmes qui se sont fait avortées. C'est un texte rédigé par Simone de Beauvoir, où des femmes connues affirment « je me suis fait avorter », s'exposant ainsi à des poursuites pénales prévues par les lois de 1920 et de 1923. C'est le procès de Bobigny en 1972 qui révélera toute l'absurdité de cette loi. L'avocate Gisèle Halimi choisit de défendre cinq femmes (dont la jeune mineure avortée après avoir été violée), condamnées pour complicité ou pratique d'avortement, en faisant le procès de la loi de 1920 qui interdit l'avortement et la contraception en France. Elle défend et fait acquitter la jeune fille mineure. Sa mère qui a cautionné l'avortement de sa fille déclare au juge d'instruction : « Mais, monsieur le juge, je ne suis pas coupable, c'est votre loi qui est coupable. » Je tiens à donner quelques chiffres concernant l'avortement car les choses sont oubliées. Dans les années 1970, en France, on recensait chaque année environ 500 000 avortements clandestins, 20 000 complications débouchant sur une stérilité, et 500 décès de jeunes femmes.

La même année une loi condamnant le racolage sur la voie publique est adoptée. Des centaines de prostituées vont se mettre en grève et occuper des églises à Lyon, Grenoble, Marseille, Paris pour protester contre la répression policière. Ce mouvement va être très soutenu par les organisations de gauche, les syndicats, les associations, les mouvements féministes, et quelques symboles comme Simone de Beauvoir pour qui la première forme d'esclavage est le mariage, pas la prostitution.

La libération sexuelle est d'abord celle de la femme. Celle des minorités viendra une décennie plus tard dans la plupart des pays occidentaux, et est toujours en cours dans la plupart des pays du monde. Elle s'est faite en parallèle à la découverte de la contraception qui a libéré les femmes (et les couples) des contraintes d'une grossesse non désirée.

La contraception orale (la « pilule ») a permis la dissociation entre sexualité et procréation. Son apparition dans les pays occidentaux correspond à une évolution sociale, la transformation d'une société traditionnelle centrée sur le groupe, la famille élargie, le clan, voire le village ou la société, vers une société moderne de plus en plus tournée vers l'individu et le couple. L'individu décide de sa trajectoire de vie, mariage comme futur, indépendamment du groupe. La famille élargie avec ses mariages de raison (dans l'intérêt des familles) est définitivement remplacée par le couple avec son mariage d'amour. Les amoureux peuvent s'aimer librement, jouir l'un de l'autre, et faire des enfants si le cœur leur en dit. Toute la différence est là. C'est la liberté sexuelle des femmes permise par la pilule qui a permis la libération sexuelle des couples.

Contraception

La contraception a été dominée par le coït interrompu à partir du XVIIe siècle dans la noblesse, et du XVIIIe siècle dans le reste de la population. Le préservatif était surtout envisagé comme un moyen de prévention des MST à partir du XVIIIe siècle. Ces deux moyens de contraception relevaient avant tout de la volonté masculine, échappant à la responsabilité des femmes. De plus le coït interrompu n'était pas facile à maîtriser, d'où ses nombreux échecs. Et pour Freud il pouvait provoquer des troubles névrotiques.

L'histoire de la contraception féminine commence par l'invention du stérilet en 1928 par le gynécologue Ernst Gräfenberg. À l'époque il le nommera « anneau d'argent ». C'est ensuite la méthode Ogino, en 1931, du nom du médecin japonais qui constate que l'on peut reconnaître la période ovulatoire au décalage thermique qui apparaît au moment de celle-ci. Malheureusement cette méthode était peu efficace à l'échelle du couple (« bébés Ogino ») même si elle l'est au niveau de la population générale. Mais les recherches en ce sens n'ont pas été poussées. On lui préfère la sécurité conférée par la pilule.

La sexualité va passer, dans les années 1950-1960, de la fonction reproductrice à la notion de plaisir. La maîtrise des naissances devient alors un enjeu considérable dans cette période, postérieure à la Seconde Guerre mondiale, de baby-boom. Le diaphragme n'est pas encore disponible en France et doit être importé de Suisse ou de Grande-Bretagne. En France le Planning familial naît en 1960. Il permet d'importer diaphragme, gelées spermicides et la première pilule à partir de 1961.

L'arrivée de la contraception orale va donner aux femmes la possibilité de vivre leur plaisir sans risque. Cette révolution va changer à jamais la vie sexuelle des femmes et des couples. Les premières ne vivent plus le risque de grossesses non désirées. Les seconds peuvent choisir le moment de faire un enfant. La pilule est découverte en 1956 par Gregory Pincus. Mais les interdits, religieux notamment, sont encore forts dans la société. La contraception orale est interdite par les autorités religieuses, même dans le cadre du mariage, car elles lui préfèrent les méthodes naturelles. La pilule ne sera commercialisée que des années plus tard, en 1960 aux États-Unis. En France, la loi Neuwirth de décembre 1967 légalise enfin l'usage des méthodes contraceptives. Auparavant, des médecins pouvaient être emprisonnés pour avoir écrit des livres sur la contraception. Cette dernière n'a été enseignée à la faculté de médecine qu'après la loi Neuwirth. Au préalable les médecins n'étaient pas formés aux méthodes anticonceptionnelles.

Si la « loi relative à la régulation des naissances » (loi Neuwirth) est adoptée en 1967, il faudra attendre 1972 pour les décrets d'application et la vente libre. La pilule n'est pas remboursée par la Sécurité sociale et est seulement réservée aux adultes. Les mineurs ne peuvent en bénéficier sans accord parental : « La vente ou la fourniture des contraceptifs aux mineurs [...] ne peut être effectuée que sur ordonnance médicale constatant le consentement écrit de l'un des parents ou du représentant légal. » En 1978, 37 % des femmes l'utilisent ; elles seront près de 50 % en 1988. Mais il faudra attendre 2022 pour la voir prise en charge intégralement par la Sécurité sociale jusqu'à l'âge de vingt-six ans.

Les slogans de mai 68

Le mouvement de mai 68 s'est fait en réaction à de multiples censures que l'on a peine à imaginer aujourd'hui, mais qui expliquent les slogans. Pour autant, ces derniers se heurtent souvent à la réalité.

Sans que l'on s'en rende compte, les slogans de mai 68, pris au pied de la lettre, étaient annonciateurs de beaucoup de désillusions. La liberté sexuelle revendiquée transparaissait à travers les graffitis écrits sur les murs des différentes universités en lutte. Les murs de mai 68 ont fait l'objet de quelques livres dans lesquels on retrouve la trace de ces slogans. « Interdit d'interdire. La liberté commence par une interdiction : celle de nuire à la liberté d'autrui » (Sorbonne). « Désirer la réalité, c'est bien ; réaliser ses désirs, c'est mieux » (hall grand amphi, Sorbonne). « Le rêve est réalité » (Censier). « Jouissez ici et maintenant » (nouvelle faculté de médecine). « Jouissez sans entraves. Vivez sans temps morts. Baisez sans capotes » (ascenseur, cité U, Nanterre). « La liberté n'est pas un bien que nous possédions. Elle est un bien que l'on nous a empêchés d'acquérir à l'aide des lois, des règlements, des préjugés, ignorance, etc. » (Nanterre). « Baisez-vous les uns les autres, sinon, ils vous baiseront » (hall Richelieu, Sorbonne). « Inventer de nouvelles perversions sexuelles » (devant cafétéria hall C, Nanterre). « Ni maître, ni Dieu. Dieu, c'est moi » (Censier). « Faites l'amour, et recommencez » (Odéon). « Je prends mes désirs pour la réalité, car je crois en la réalité » (hall grand amphi, Sorbonne). « Plus je fais l'amour, plus j'ai envie de faire la révolution ; plus je fais la révolution, plus j'ai envie de faire l'amour ». Etc.

Make love, not war (1969)

Le slogan « Faites l'amour, pas la guerre » (« *Make love, not war* ») est caractéristique du mouvement hippie et de la contre-culture américaine. C'était avant tout un slogan contre la guerre du Vietnam (1955-1975). On peut en retrouver les premières traces – avis aux collectionneurs – sur des badges imprimés à l'occasion de la marche pour la paix à la fête des mères de 1965 aux USA.

Par la suite le slogan a été repris comme emblème de la révolution sexuelle. Il est aussi un slogan du mouvement hippie qui trouvera son couronnement dans le festival de Woodstock (1969), et son aboutissement avec la fin de la guerre du Vietnam (1975). À lui tout seul ce slogan résume beaucoup des combats de l'époque : l'égalité des sexes, la reconnaissance des minorités, l'affirmation d'une sexualité non procréatrice, l'accès à la contraception, le droit à l'avortement. Sans oublier la fin de la guerre du Vietnam. « *Peace and love* » (« Paix et amour ») et « *Flower power* » (« Le pouvoir aux fleurs ») étaient aussi des slogans du mouvement hippie caractérisé par le pacifisme, le retour à la nature et une grande liberté sexuelle. Les hippies rejettent les valeurs traditionnelles de la famille et du mariage. Ils vivent en communauté et pratiquent l'amour libre, comme on peut le voir au début du film *Easy Rider* (1969), avec la mythique chanson de Steppenwolf *Born to Be Wild*, un ensemble caractéristique de l'époque « sex, drug and rock and roll ». Pourtant les hétérosexuels, même à partenaires multiples, ne seront pas si impactés par les épidémies de MST et le sida pour les raisons que nous reverrons.

On doit aussi aux hippies la découverte du *chemsex*, sur lequel nous reviendrons quand cette pratique réapparaîtra dans les années 2010. Il ne s'agit alors pas d'amphétamines (et autres drogues), mais du LSD (et éventuellement de haschisch), un hallucinogène puissant. Timothy Leary (1920-1996), essayiste américain emblématique de cette génération, militant pour l'usage des drogues psychédéliques, écrivait : « Le LSD est le plus puissant aphrodisiaque que l'homme ait jamais découvert. Sous son effet, la sexualité augmente et s'intensifie comme par miracle. Par rapport aux relations sexuelles sous LSD, la manière dont vous avez fait l'amour auparavant, et quel que soit le degré de plaisir et d'extase que vous pensiez en avoir tiré, peut se comparer à un accouplement avec un mannequin pris dans la vitrine d'un grand magasin ». Pour Allen Ginsberg (1926-1997), poète américain, membre fondateur de la beat génération et du mouvement hippie, « l'expérience LSD se ramène toujours à l'amour. Mélange, soumission, ondoiement, union, communion. Tout est acte d'amour. Vous vibrez à l'unisson de toutes les énergies qui vous entourent ». Pour autant, je ne vous conseille pas d'essayer. D'ailleurs je ne suis même pas sûr que ce genre de drogues puisse encore se trouver. Il vaut mieux être psychiquement très solide et bien entouré. Les suicides étant la complication la plus fréquente…

Les émeutes de Stonewall (1969)

Les émeutes de Stonewall (du nom du Stonewall Inn, un bar dans le quartier de Greenwich Village à New York), dans la nuit du 28 juin 1969, ont marqué les esprits par leur spontanéité, leur violence et leurs conséquences. Ces émeutes sont considérées dans la communauté gay comme l'émergence du mouvement LGBT (lesbiennes, gays, bisexuels, transgenres) aux États-Unis puis à travers le monde. C'est d'ailleurs la date retenue pour les premières marches des fiertés gay (*Gay Prides*) devenues au fil du temps marches des fiertés tout court (*Pride Parades*). C'est donc une date anniversaire, celle du paroxysme d'une lutte de plusieurs décennies menée par les homosexuels américains pour la reconnaissance de leurs droits contre un système homophobe, lesbophobe et transphobe. Cela s'insérait bien dans le paysage social de l'époque marqué par la lutte contre la guerre du Vietnam et contre la ségrégation raciale aux États-Unis, les mouvements de contre-culture et hippie.

C'est l'aboutissement d'une lutte de plusieurs décennies pour les homosexuels. Aujourd'hui qu'ils sont parvenus au plus haut sommet de certaines hiérarchies, on a du mal à se rendre compte du chemin parcouru pour leur reconnaissance. Le terme d'homosexuel inventé en 1869 restera rarement utilisé jusque dans les années 1930, à part dans les milieux médicaux. La communauté homosexuelle adoptera ce terme, ce qui constituera un acte identitaire fondateur. Mais ce terme reste stigmatisant, faisant référence à une vision médicale, et émanant d'une société hétérosexuelle. Le terme de *gays* s'est popularisé à partir de la Seconde Guerre mondiale. Rappelons qu'il s'inspirait des GI's travestis en femmes et jouant dans des spectacles pour le réconfort des troupes. Le mouvement identitaire homosexuel est aussi né pendant ces années-là, du fait de la ségrégation pratiquée par l'armée américaine obligeant les recrues, quel que soit leur sexe, à déclarer leur non-homosexualité, sous peine de se voir réformer avec la mention infamante *blue disgrace*. Pour l'anecdote, le terme *gay*, d'origine française, était utilisé au XVIe siècle pour désigner les homosexuels et avait plein d'avantages. Outre sa connotation exotique française, il était ambigu, non stigmatisant, chargé de connotations positives, et il émanait de la communauté homosexuelle elle-même. Je continuerai d'ailleurs d'utiliser ce mot plutôt que celui, très médical, de HSH (« Homme ayant des relations Sexuelles avec les Hommes »). De même, la République française et Santé publique France utilisent aussi ce terme de « gay » dans la campagne d'affichage de juin 2022 sur les abribus de la RATP à Paris : « oui, mon pote est gay », pendant de « oui, ma fille (ou ma coloc) est lesbienne ». Une campagne intitulée « Face à l'intolérance, à nous de faire la différence ».

Les années qui suivirent les émeutes de Stonewall vont voir la prolifération de lieux de rencontres pour les gays aux USA (et ailleurs) : bars, discothèques, salons de massage, sex shops spécialisés. Corollaire de ce développement, la multiplication des partenaires sexuels. Une étude publiée dans le *New England Journal of Medicine* en juillet 1980 montrait qu'en moyenne un homosexuel américain avait entre 80 et 100 partenaires différents par an, et que 10 % avaient eu des relations sexuelles avec plus de cinq cents partenaires différents dans l'année. Les conséquences médicales ont été une recrudescence des MST qui annonçait l'épidémie de sida. Le même phénomène a été observé à la fin des années 2010, en dehors de la parenthèse Covid. Nous y reviendrons.

La révolution sexuelle

Les années 1960-1970 ont vu l'achèvement de la libération sexuelle entamée des décennies plus tôt. Et les slogans de mai 68 sont ceux que la révolution sexuelle mettra en musique dans la décennie qui suivra.

Mais il faut rendre à Wilhelm Reich (1897-1957) ce qui lui revient, soit la formule de « révolution sexuelle », titre pour son livre publié en 1936. Médecin allemand, révolutionnaire, psychiatre et psychanalyste, entre Marx et Freud, un brin utopiste, il dénonce la « misère sexuelle de notre civilisation », fondement d'une société injuste et autoritaire. Il exalte le plaisir sexuel et l'orgasme, thème central de son œuvre et remède à beaucoup de maux individuels et collectifs. Il soutient que le « bonheur sexuel de la population est la meilleure garantie de la sécurité de l'ensemble social ». Il pensait que les révolutionnaires de la jeune Union soviétique adhéreraient à ses idées. Ça n'a pas marché du tout et il a émigré aux États-Unis en 1939, fuyant l'Allemagne nazie au double titre de Juif et de communiste. Il basculera dans le charlatanisme avec ses accumulateurs d'orgone pour traiter le cancer. Il lui sera interdit de les louer. Il passera outre. Condamné à deux ans de prison, il mourut en détention. Il avait aussi conçu des « brise-nuages » pour faire pleuvoir, une bien belle idée après laquelle on court toujours aujourd'hui.

2

De la révolution sexuelle au sida (1970-1981)

Dans les années 1970-1980 et jusqu'à l'arrivée du sida (en 1981), les mots « sexe » et « sexualité » sont un peu partout, dans les chansons, les films, les livres : c'est la valorisation culturelle du plaisir et de la séduction sur fond de rock and roll. On met en application les préceptes de mai 68 et ceux portés par la contre-culture américaine, en oubliant les limites du possible dans la sexualité. C'est la génération du baby-boom postérieure à la Seconde Guerre mondiale, qui a vingt ans dans ces années-là. Beaucoup de jeunes vont découvrir les plaisirs de la vie sans avoir été éduqués à en jouir de façon raisonnée. C'est là que je situe la nuance entre libération sexuelle et révolution sexuelle.

La révolution sexuelle des années 1970 a coïncidé avec une augmentation très importante des IST, notamment de la syphilis, et principalement chez les gays. Puis le sida est venu aggraver cette propagation à partir du début des années 1980. La communauté gay a un temps tergiversé à admettre sa gravité, de peur d'être stigmatisée. Ce retard a beaucoup coûté en vies humaines car les milliers de personnes contaminées, faute d'avoir été averties à temps dans les années 1980, sont mortes du sida dans les années 1990. Puis les gays ont pris en main la prévention de la transmission sexuelle du sida. Le *safer sex* (« sexe plus sûr ») va être promu avec succès. Il faut s'interroger sur les raisons de cette émergence… Interrogation qui nécessite de repartir au moins dix ans en arrière, soit aux années 1970. Car la durée d'incubation du sida est d'une petite dizaine d'années (huit ans environ). C'est le temps d'une révolution sexuelle où sont appliqués sans limite les slogans de mai 68, « Jouissez sans entraves », slogan détourné de son contexte, car il s'appliquait au temps libre, pas à la sexualité.

Le rapport Simon (1972), première enquête sur la sexualité des Français

Le premier rapport sur la sexualité des Français, émane du Dr Pierre Simon (1925-2008), un gynécologue, franc-maçon bien connu, qui a importé en France la technique de l'accouchement sans douleur. C'est un militant de la contraception et de la dépénalisation de l'avortement, un des cofondateurs du Mouvement français pour le planning familial (MFPP). En 1969, il devient membre du cabinet du ministre de la Santé Robert Boulin, nommé dans le gouvernement du Premier ministre Jacques Chaban-Delmas. Les mouvements contre-culturels (on dirait aujourd'hui *antiestablishment*) utilisaient la sexualité pour faire passer des revendications libertaires, dont la genèse se retrouve dans les slogans de mai 68. Autrement dit, les extrémistes font de la sexualité une arme politique pour servir leur cause. Cette utilisation de la sexualité à des fins politiques est devenue un classique. En la matière, le débat de l'époque tourne autour de l'éducation sexuelle des jeunes, des aspirations sexuelles des femmes et du droit à l'avortement. La sexologie apparaît en France et une société de sexologie est créée. Le Planning familial continue son combat dans le domaine de l'information sexuelle. Dans un tel contexte, l'idée de certains politiques est de s'appuyer sur la société civile pour faire passer les réformes en cours (contraception orale autorisée par la loi Neuwirth de décembre 1967) ou à venir (droit à l'avortement, éducation sexuelle à l'école) en l'impliquant dans une recherche sur la sexualité des Français. C'est un travail de récupération politique. Le Dr Simon était un adversaire des féministes du MLF (Mouvement de libération des femmes, fondé en 1970) comme des FHAR (Front homosexuel d'action révolutionnaire, fondé en 1971).

Cette enquête est clairement inspirée des enquêtes américaines du même genre. Les rapports Kinsey sur la sexualité des Américains (*Sexual Behavior in the Human Male*, 1948), puis sur la sexualité des Américaines (*Sexual Behavior in the Human Female*, 1953) marquent le début de la recherche scientifique sur le comportement sexuel humain. C'est sur la foi de ces deux rapports que certains affirmeront qu'environ 10 % de la population (américaine) est homosexuelle. En fait pour Kinsey, qui avait découvert ses tendances bisexuelles à cette occasion, les choses n'apparaissaient pas si simples. Il désapprouvait l'utilisation du terme « homosexuel » pour décrire la sexualité des individus. Il affirmait que la sexualité évoluait au fil du temps et était multiforme. Il proposait une échelle de sept degrés, devenue échelle de Kinsey, ou les comportements sexuels étaient catégorisés de 0 à 6, allant de complètement hétérosexuel (0) à complètement homosexuel (6) en passant par la bisexualité sans préférence (3). Kinsey pensait que l'on ne pouvait pas établir de catégories sexuelles étanches et que tout être humain portait en lui une composante hétérosexuelle et une composante homosexuelle plus ou moins affirmées. On reverra à l'occasion des enquêtes postérieures aux rapports Kinsey que le chiffre de 10 % d'homosexuels ne reflétait pas la réalité française.

Au contraire des rapports Kinsey qui reposaient sur des entretiens individuels, les rapports (toujours américains) Masters et Johnson, qui lui feront suite, seront basées sur l'observation scientifique de couples en train de faire l'amour, et permettront les premières descriptions scientifiques de l'orgasme féminin, quelque chose d'unique dans le monde animal. Leurs ouvrages sur la fonction érotique (*Human Sexual Response*, 1966) et sur ses dysfonctionnements (*Human Sexual Inadequacy*, 1970) sont devenus des best-sellers. Nous n'en parlerons pas car il s'agit de la sexualité des Américains, peut-être différente de la nôtre, et surtout il existe trois rapports français suffisamment informatifs, dont le premier est le rapport Simon.

L'étude débute en 1969. Ses méthodes se rapprochent de celles utilisées par Kinsey. Environ 2 500 personnes (2 652 exactement) sont interviewées par 173 personnes (surtout des femmes) formées à la sexualité pour l'occasion. Le rapport sera publié en 1972 (*Rapport sur le comportement sexuel des Français*, Éditions René Julliard/Pierre Charron, Paris), et présenté par le Dr Simon le 13 février 1973 au cours des « Mardis de la presse ».

Sexologie

Les années 1970, c'est aussi l'expansion de la sexologie, science dont les débuts officiels remontent aux rapports Kinsey et Masters et Johnson, les premières études scientifiques sur le sexe. Mais, si l'on fait abstraction de la science, on s'intéresse à la sexualité depuis des siècles.

Pour ma part, je fais remonter les débuts de l'enseignement de la sexologie au début de notre ère avec *L'Art d'aimer* d'Ovide (43 av. J.-C.-17/18 apr. J.-C.) écrit en l'an I apr. J.-C., et traduit en France au XIIIe siècle. Ce livre s'adresse aux hommes et aux femmes, auxquels est enseigné l'art d'aimer (un peu) et de séduire (beaucoup). Ce livre est révolutionnaire pour l'époque, par son contenu et son éthique égalitaire femmes/hommes. Tout à la fin du livre II, dans le sous-chapitre intitulé « Pratique des choses de l'amour », on peut lire : « Mais ne va pas, déployant plus de voiles [que ton amie], la laisser en arrière ou lui permettre de te devancer dans ta marche. Le but, atteignez-le en même temps ; c'est le comble de la volupté, lorsque, vaincus tous deux, femme et homme demeurent étendus sans force. Voilà la conduite à suivre, lorsque le loisir te laisse toute liberté, et que la crainte ne te contraint pas à hâter le larcin d'amour. » Tout était ainsi dit dès le début de notre ère.

Pour Ovide, « en amour les deux sexes sont égaux et le plaisir doit être également réparti. Si les partenaires ne ressentent pas une jouissance égale une fois l'acte accompli, il n'est pas juste de prétendre qu'ils ont fait l'amour ». Dans ce texte très pédagogique, il n'y a rien sur la procréation (pourtant finalité du couple à l'époque) mais tout sur le rapport d'amour ; cela en fait un livre unique, fondateur. À noter que l'auteur envisage cet amour comme fidèle en ces termes : « L'habitude consolide les bonnes amours quand on prend l'habitude de vivre en joie » (livre II). Ovide posait ainsi les bases de la santé sexuelle. Mais à l'époque, avec de tels propos, les choses allaient mal finir pour lui. L'angoisse d'une domination des hommes par les femmes romaines et la crainte d'une révolte auraient poussé l'empereur Auguste à condamner Ovide à un exil dans l'actuelle Constantza en Roumanie, exil dont il ne reviendra jamais. Une belle occasion ratée pour Rome qui sombrera ensuite dans la décadence jusqu'à sa chute (476 apr. J.-C.), marquant le début du Moyen Âge, et l'avènement progressif du christianisme qui valorisera pudeur, conjugalité et fidélité jusqu'à maintenant.

Parmi les Français précurseurs de la sexologie, je retiendrai Nicolas Venette (1633-1698), médecin et écrivain français, originaire de La Rochelle où il a passé sa vie. Il est l'auteur de l'ouvrage considéré comme le premier traité de sexologie en Occident : *Tableau de l'amour conjugal*, d'abord publié en 1686 à Amsterdam sous le titre *Tableau de l'amour humain considéré dans l'état du mariage* et signé du nom de Salocini Vénitien (anagramme de Nicolas Venette). Ce livre sera traduit en plusieurs langues, et réédité trente-trois fois jusqu'au XXe siècle. Mais il est bien tardif quand on pense à d'autres civilisations. À titre de comparaison, le Kama-Sutra, traité indien de sexologie, date des VIe-VIIe siècles.

Pour les scientifiques, l'ouvrage fondateur de la sexologie est *Psychopathia sexualis*, sous-titré *Étude médico-légale à l'usage des médecins et des juristes*, du Dr Richard von Krafft-Ebing (1840-1902), ancien professeur de psychiatrie et de clinique neurologique à l'université de Vienne. La première publication remonte à 1886 et le livre a été réédité de nombreuses fois. L'auteur passe en revue toutes les formes de sexualité : paradoxie (instinct sexuel en dehors de l'âge normal), anesthésie et hypoesthésie sexuelle, hyperesthésie sexuelle, sadisme, masochisme, fétichisme, exhibitionnisme, homosexualité, pédophilie érotique, gérontophilie, zoophilie, autosexualisme, le reste étant regroupé dans deux chapitres intitulés « Tendances amoureuses singulières », et « Anomalies sexuelles autres que l'instinct à tendances contrariées ». Ces modes de sexualité n'ont pas d'impact en soi sur la fréquence des IST. Certains n'exposent même à aucun risque de MST. En fait c'est le mode de pratique de la sexualité et le répertoire sexuel qui importent. Le facteur de risque principal des MST est la multiplication des partenaires sexuels. Pour une raison très simple : plus ce nombre est grand, plus le risque de tomber sur une personne contagieuse, malade qui s'ignore ou qui l'ignore, est grande.

La première conférence internationale de sexologie se déroule à Paris en juillet 1974. Le premier président de la World Association of Sexologie, de 1981 à 1985 (il y a pléthore d'autres associations) est le Dr Gilbert Tordjman considéré comme le pape de la sexologie en France ; il fera le tour des plateaux de radio et de télévision pendant près de vingt ans. Il abusait de ses patientes. Le sexologue sera dénoncé une première fois en 1999 auprès du Conseil de l'ordre des médecins. La femme victime dira plus tard : « Nous nous sommes retrouvés devant le conseil régional où j'ai assisté à une véritable parodie de justice. » De fait, il ne sera condamné qu'à un blâme pour avoir enfreint le secret médical en parlant à sa femme, alors que le Conseil de l'ordre aurait dû l'interdire d'exercice pour avoir abusé d'une patiente. Après appel de la patiente et du ministère de la Santé, Tordjman sera condamné en 2001 à… un an d'interdiction d'exercice de la médecine !!! Finalement, il sera mis en examen en 2002 pour viol et/ou agressions sexuelles lors de consultations de patientes souffrant de troubles de la sexualité dans sept cas. Il sera incarcéré en janvier 2003, à l'âge de soixante-quinze ans, pour avoir enfreint l'interdiction d'exercer la médecine pendant la durée de l'instruction qui l'avait laissé en liberté… Liberté qu'il retrouvera quelques mois plus tard pour problèmes de santé. Il mourra en mars 2009, quelques semaines avant de comparaître libre aux assises pour répondre de l'accusation de treize viols et d'une agression sexuelle, entre 1992 et 2000. Il n'a jamais été jugé ! Une cinquantaine d'autres femmes s'étaient dites prêtes à témoigner mais les faits étaient couverts par la durée de prescription.

« L'Autre Héritage de mai 68 »

L'Autre Héritage de 68. La face cachée de la révolution sexuelle est un livre de Malka Marcovich (Éditions Albin Michel, 2018), historienne connue pour ses engagements en faveur de la laïcité, du féminisme et des droits humains. Elle raconte la manière dont sa génération (elle est née à la fin des années 1950) et la suivante ont pu subir certaines dérives de cette révolution sexuelle. Pour elle, « lever le voile sur les dérives d'une fausse "liberté", c'est affirmer l'héritage fantastique dont je me sens aussi porteuse, faire le tri pour les générations suivantes, et réparer, si besoin est, les mécanismes qui ont fait que ma propre génération [*NDA* : qui est aussi la mienne] n'a pas su prévenir la répétition des violences sur ceux qui sont nés après nous ». Je suis animé des mêmes sentiments et c'est la raison de ce « devoir d'alerte ». L'autrice y dénonce aussi l'influence du couple Sartre/Beauvoir, et de la promotion de « leurs amours contingentes » sur leur disciples et élèves, « cette philosophie de la liberté servira de terreau à la normalisation de ce type de relations au tournant des années 1960-1970 ». Elle fait allusion aux « relations sexuelles et/ou amoureuses et intellectuelles avec des jeunes filles que Beauvoir fournissait à Sartre », comme cela a été révélé des années après leurs morts respectives.

Je me fais l'écho de ce livre car j'y ai trouvé des choses qui entraient en résonance avec l'exercice du métier de médecin. J'y ai trouvé une page où sont décrites toutes les conséquences médicales de cette intolérable intrusion psychique dans l'enfance : « Le corps se souvient… La douleur ravive le corps : migraines inexpliquées, nausées, asthme, déconnexion, confusion, accidents, angoisse, tétanie, terreur, fatigue extrême, insomnies, troubles du comportement alimentaire, désir de suicide… Mourir, vouloir mourir. » Autant de signes que l'on pourrait rattacher à un syndrome de stress post-traumatique ou de détresse corporelle qui ne bénéficient pas d'une approche médicale devenue trop technique. Ne pas interroger les femmes et les hommes en ce sens participe à la persistance du déni quand on est confronté à une telle souffrance.

L'autrice retrouve des propos d'Alain Finkielkraut, philosophe bien en vue, tenus sur France Inter le 9 octobre 2009. Elle prend le philosophe en flagrant délit de complaisance à deux reprises. Concernant la jeune fille de treize ans abusée sexuellement par Roman Polanski, il dit : « Samantha G. n'était pas une fillette ; elle avait au moment des faits une vie sexuelle active. » Comme si cela excusait ses actes envers elle. Il récidive un peu plus tard à propos du photographe David Hamilton : « Si on prend une définition extensive de la pédophilie, alors à ce moment-là, le photographe David Hamilton est un photographe gravement pédophile. Ses photos ont enchanté toute la jeunesse des années 1970 qui doit immédiatement entrer en rééducation. » Au moment où ces propos ont été tenus, en 2009, le livre de Flavie Flament (victime du photographe à treize ans) n'était pas encore sorti. David Hamilton n'avait pas encore été confondu. Mais un cercle d'initiés devait être au courant… Nous devrions, toutes personnes de cette génération, réfléchir à « entrer en rééducation ».

3

Du sida au safer sex (1982-2006)

Le tout début des années 1980 voit la concrétisation des mouvements qui ont traversé les années 1970. Le temps des libertés est consacré par l'élection de François Mitterrand, le 10 mai 1981. On crée la Fête de la musique à partir de juin 1982, les radios libres, une nouvelle chaîne de TV, Canal +, qui va diffuser à partir de 1985 un film pornographique le samedi soir, à minuit, en crypté. Les cassettes vidéos porno deviennent accessibles dans toutes les boutiques de location ou de vente de vidéos toutes catégories. Un ministère des Droits des femmes est créé en 1981 et sera suivi de la création de structures d'accueil pour les femmes maltraitées, l'ouverture d'un centre d'appel téléphonique et le développement de recherches sur l'histoire des femmes.

En 1981, la nudité s'affiche. Myriam (prénom du mannequin) enlève un jour le haut, la semaine suivante le bas, devant toute la France. Le premier volet, fin août, montre Myriam de face en bikini sur une plage, dos à la mer, les poings posés sur les hanches. Elle annonce : « Le 2 septembre, j'enlève le haut. » Pari tenu avec le deuxième volet où Myriam se montre dans la même posture, seins nus et en monokini. Elle annonce : « Le 4 septembre, j'enlève le bas. » Pari tenu avec le troisième volet où elle est complètement nue, mais cette fois-ci de dos, face à la mer, les fesses exposées. Et la campagne publicitaire de se conclure par ces mots : « Avenir, l'afficheur qui tient ses promesses ». La date de cette campagne aguicheuse : l'été 1981. Au même moment, de l'autre côté de l'Atlantique, étaient décrits les premiers cas de sida aux États-Unis d'Amérique.

Une sexualité à risque

L'apparition du sida, au début des années 1980, a été précédée de deux phénomènes dans les années 1960-1970 : la multiplication des partenaires sexuels, principalement parmi les gays, et son corollaire, l'évolution épidémique de certaines IST, notamment syphilis et gonococcie, un phénomène très bien décrit dans de nombreux articles et livres et qui avait interpellé beaucoup de monde à l'époque. On a pu en avoir un aperçu récemment dans le Londres des années 1980, avec la série TV, *It's Sin* (« C'est péché »).

En revenant en détail sur l'histoire de l'apparition de l'infection VIH et du sida, on comprendra que, pour expliquer l'amplification de l'épidémie, sa diffusion aux quatre coins du monde, on ne peut clairement identifier les parts respectives de la révolution sexuelle, avec son cortège d'augmentations du nombre de partenaires sexuels et d'IST, de celle du commerce international d'un sang (contaminé). Mais au milieu des années 1980, la question du commerce international du sang ne se pose pas. On s'interroge plutôt sur les raisons de cette épidémie d'une nouvelle MST.

Si la communauté gay a été beaucoup plus touchée par les MST que les hétérosexuels, cela est dû à un mode de sexualité particulier à certains d'entre eux, les « hypersexuels » qui ne représentent probablement pas plus de 25 % de la population. C'est une sexualité qui expose beaucoup aux infections, faite de relations non protégées avec de multiples partenaires. À l'époque de l'apparition du sida, les rencontres se déroulent le plus souvent dans des lieux de convivialité gay comme les jardins publics, les bars (plutôt leurs *back rooms*), sex-clubs, saunas, etc. Aujourd'hui les sites internet et les applications sur smartphone avec géolocalisation facilitent et popularisent encore plus les possibilités de rencontres multiples.

Au début du sida, les médecins interrogeaient les gays quant à leurs pratiques sexuelles et leur nombre de partenaires pour essayer de trouver une origine au sida. On avait évoqué l'utilisation des poppers, un aphrodisiaque. Ce qui en ressortait était le nombre affolant de partenaires sexuels chez certains d'entre eux, facteur favorisant reconnu de toutes les IST. On distinguait, dans certaines enquêtes, quatre catégories de patients selon le nombre de partenaires annuels : moins de 10, entre 10 et 100, entre 100 et 1 000, et plus de 1 000 par an. À titre d'exemple dans les années 1990, il a été montré à San Francisco que la fréquence de l'infection par le HHV8 (virus responsable de la maladie de Kaposi) chez les gays augmentait avec le nombre de partenaires sexuels au cours des deux dernières années : 23 % (pour 2-5 partenaires), 41 % (pour 11-50), et 65 % (pour > 250). L'épidémie de sida a bien été précédée d'une multiplication des IST parallèle à la multiplication des partenaires sexuels, et la maladie de Kaposi était un des stigmates cutanés du sida, faisant facilement reconnaître les personnes touchées quand les lésions apparaissaient sur des zones découvertes.

« La Santé sexuelle » (1982)

L'histoire se répète encore ici : ce concept de santé sexuelle, redevenu à la mode aujourd'hui, n'est pas nouveau et date du début des années 1980. À l'époque, le sida commençait tout juste à se manifester, mais certains médecins s'inquiétaient sérieusement de l'importance des MST chez les gays. Et ces derniers s'intéressaient à la santé sexuelle depuis le milieu des années 1950.

Le livre *La Santé sexuelle : connaître, prévenir, guérir les Maladies Sexuellement Transmissibles* a été écrit par Louis-Dominique Lachiver, un médecin dermatologue et activiste gay, avec la collaboration d'Hélène Monneret. Il a été publié (Éditions Ramsay) en 1982, à une époque où le VIH n'avait pas encore été identifié, mais où l'épidémie de syphilis et de gonococcie se propageait parmi les gays et où les premiers cas de sida étaient apparus. Le principe de la santé sexuelle était énoncé clairement au bas de la quatrième de couverture : « Le sexe comporte des risques : les connaître, les prévenir, les évaluer est une nécessité pour garder ou retrouver la santé sexuelle. » Il fallait effectivement agir et c'était une bonne intuition. Si les premiers cas de sida étaient déjà apparus, ils étaient si peu nombreux fin 1981 que cela passait sous les radars de la détection. Par contre les plus observateurs de la communauté gay se rendaient bien compte de l'apparition de signes troublants (fatigue anormale, amaigrissement, diarrhées inexpliquées, maladie de Kaposi…) et s'inquiétaient de la très grande fréquence des MST.

C'est dans ce contexte que Louis-Dominique Lachiver a publié son livre sur la *Santé sexuelle.* La volonté de l'auteur était d'alerter, d'informer et d'éduquer : « Le plaisir sexuel se découvre, la conduite s'apprend. Cependant l'un et l'autre peuvent se perfectionner. Les dangers de la route s'oublient au volant, et c'est peut-être dommage ; les risques du sexe s'oublient en faisant l'amour… et heureusement ! Le sexe a ses conducteurs paisibles, ses chauffards et ses cascadeurs. Le conducteur paisible évite les risques, le chauffard les ignore, le cascadeur les calcule. » Je trouve la comparaison avec la conduite automobile particulièrement adaptée.

Le livre se termine par la prévention pour laquelle l'accent est mis sur l'usage du préservatif, et plus largement le safer sex.

Safer sex, une idée gay

Au début des années 1980, avec l'arrivée du sida, il est devenu impératif pour les gays de modifier leurs comportements sexuels afin de préserver leur vie. Ils ont tout simplement recommandé le préservatif et adapté leur sexualité pour la rendre plus inventive et épanouie. « Safer sex » est une expression souvent utilisée, les Français étant devenus familiers de certains raccourcis anglo-saxons. La formule anglaise consacrée est *safe sex* ou *safer sex*. Cette nuance (*safe* vs *safer*) se comprend. Le « sexe sûr » (*safe sex*) n'étant jamais totalement sûr, le terme de « sexe plus sûr » (*safer sex*) lui est préféré par la plupart car il est plus honnête. C'est le terme que j'utilise tout au long de cet ouvrage.

La terreur inspirée par le sida, comme par la syphilis un siècle plus tôt, a entraîné la modification des comportements sexuels dans les années 1980. Le safer sex définit un mode de relation sexuelle qui minimise les risques d'IST, dont l'infection par le VIH. Il comprend différentes options à combiner : l'utilisation du préservatif ou de digue dentaire, la diminution du nombre de partenaires jusqu'à la monogamie, la connaissance du statut du partenaire vis-à-vis des IST, la non-utilisation de drogues récréatives (y compris l'alcool) du fait de la levée des inhibitions associée et la promotion des pratiques sexuelles sans pénétration. Le safer sex est résumé par un acronyme anglo-saxon de trois lettres ABC : A pour *Abstinence* (« Abstinence sexuelle »), B pour *Be faithful* (« Sois fidèle »), et C pour *Condom* (« Préservatif »).

Le safer sex a incontestablement été efficace. Dans certains pays, il a permis de contrôler l'épidémie de sida dans les années 1980-1990, avant l'arrivée des antirétroviraux. Cette efficacité a été spectaculaire sur la fréquence des autres IST. On ne voyait plus beaucoup de gonococcie et encore moins de syphilis, MST très répandues avant l'arrivée du sida. À la fin des années 1990, on parlait même dans des journaux médicaux très sérieux de la disparition de la syphilis.

Enquête ACSF (1992), deuxième rapport sur la sexualité des Français

L'enquête « Analyse des comportements sexuels en France » (ACSF) a été menée en 1992, dans un contexte très particulier, celui d'une infection VIH/sida bien installée et encore constamment mortelle, les traitements antirétroviraux hautement efficaces (trithérapies) n'arrivant qu'à la fin des années 1990 et ne produisant leur plein effet qu'au début des années 2000. L'enquête ACSF a été menée auprès de 19 754 personnes âgées de dix-huit à soixante-neuf ans, sous la responsabilité de 22 chercheurs de l'Inserm. Le but était de décrire la sexualité des Français pour guider l'élaboration des politiques de prévention de la transmission sexuelle de l'infection par le VIH. Le travail sera publié en 1993 (Nathalie Bajos, Alfred Spira, et le groupe ACSF : *Les Comportements sexuels en France,* La Documentation française, 1992). Les enseignements apportés par cette étude dessinent une image de la sexualité en France au début des années 1990, en pleine épidémie de sida.

Il est rare de ne pas avoir eu de sexualité, puisque plus de 95 % des répondeurs (96 % des hommes, 95 % des femmes) ont répondu avoir au moins eu une relation sexuelle dans leur vie. L'âge médian au premier rapport sexuel est de dix-huit ans pour les femmes et dix-sept ans pour les hommes. Seuls 10 % des répondeurs n'avaient pas encore eu de relation sexuelle au moment de leur mariage. Les répondeurs sont, dans la très grande majorité des cas, fidèles et monogames, si l'on évalue cette variable par la « fréquence des relations sexuelles au cours des cinq dernières années avec plusieurs partenaires » qui concerne seulement 12,5 % des hommes, et 5,4 % des femmes. Et la plupart de ces relations sont limitées à deux partenaires, soit 7,9 % des hommes, et 4,2 % des femmes. Une enquête menée en 2002, soit dix ans plus tard, par l'Observatoire régional de santé d'Île-de-France sur les « Connaissances, attitudes, croyances et comportements face au sida en France » confirme cette tendance à la fidélité : entre 1992 et 2000, les enquêteurs observent une progression du mono-partenariat qui passe de 58 % à 65,4 % chez les hommes et de 70,3 % à 76,3 % chez les femmes. Quant à l'homosexualité, très largement définie dans l'enquête ACSF par l'existence d'« au moins une expérience avec quelqu'un du même sexe au cours de la vie », elle concernait 4,1 % des hommes et 2,6 % des femmes. Mais quand la durée prise en compte était les « douze derniers mois », ces pourcentages tombent à 1,1 % pour les hommes et 0,3 % pour les femmes. On est loin des chiffres du rapport Kinsey pour la population américaine.

Les commentaires que l'étude de l'Observatoire régional de santé d'Île-de-France a suscités, dans *Libération* du 26 mars 2002, sont révélateurs : « Les Français sont libérés mais pas libertaires [...]. Les lois ont beaucoup évolué mais les tabous restent [...]. Les normes ont la vie dure. » Pour expliquer cette crise de fidélité, certaines hypothèses sont avancées par des socio-démographes : « La fidélité relèverait davantage du contrat affectif et donc sexuel que de règles morales, et [...] l'autonomie sociale grandissante des femmes aurait pour conséquence paradoxale de leur rendre moins tolérables les aventures extraconjugales des hommes. » La journaliste Blandine Grosjean fait le rapport avec le livre de Catherine Millet (*La Vie sexuelle de Catherine M.*, Éditions du Seuil, 2002) qui sort au même moment. Ce livre décrit une vie assumée de libertinage et fut un beau succès de librairie. Dans une note introductive de treize pages intitulée « Pourquoi et comment ? », on essaie vainement de comprendre pourquoi et comment, effectivement, on peut en arriver à un tel degré de libertinage. On n'est plus vraiment dans l'amour mais dans la performance sportive. On n'est plus vraiment dans le plaisir mais dans la consommation. En tout cas, le très grand libertinage ne semble pas associé à une augmentation des IST, ce qui m'a beaucoup intrigué. Il n'est fait allusion qu'une seule fois au risque de MST. Mais il semble que les règles du safer sex soient mieux appliquées dans le milieu échangiste que ne le décrit Catherine Millet. C'est ce qui ressort de la lecture du livre de Christine Ley, *Voyage au pays de l'échangisme* (Éditions Favre, 2003). Pour la journaliste Blandine Grosjean, le livre de Catherine Millet est d'ailleurs « un trompe-l'œil [...]. Les récents débats sur la pornographie, l'interdiction de la prostitution et la crispation sur la pédophilie le prouvent. » Et les résultats des enquêtes disponibles sur la sexualité des Françaises l'accréditent. Mais ces enquêtes ont été faites alors que le sida marquait encore de son empreinte notre mode de vie sexuelle.

Les autres résultats de l'enquête ACSF seront discutés avec ceux de l'enquête CSF, dirigée par les mêmes personnes, faite en 2006, et troisième rapport sur la sexualité en France.

Enquête CSF (2006), troisième rapport sur la sexualité des Français

L'enquête « Contexte de la sexualité en France » (CSF) est un énorme travail, piloté par les mêmes personnes que l'enquête précédente ACSF, Alfred Spira et Nathalie Bajos, et qui fait toujours référence aujourd'hui. Elle était rendue nécessaire par l'évolution de la situation sur le front de l'infection VIH/sida. Situation qui était passée en deux décennies (1981-2000) d'une maladie encore constamment et rapidement mortelle au début des années 1990, date de la précédente enquête, à une infection devenue chronique, contrôlée par les traitements antirétroviraux hautement efficaces au tournant du siècle. Malgré les progrès spectaculaires dans le traitement de l'infection VIH/sida, les choses étaient différentes sur le plan de la prévention avec une stabilisation du nombre de contaminations annuelles : 6 700 nouveaux cas en 2005. Le but de l'étude était d'obtenir des données actualisées sur les comportements sexuels et les prises de risque. En tout, 12 364 personnes (5 540 hommes, 6 824 femmes) de dix-huit ans à soixante-neuf ans, vivant en France métropolitaine et parlant le français, vont être interrogées entre septembre 2005 et mars 2006 par soixante et un enquêteurs de l'institut de sondage Ipsos. Cette enquête couvre cinq générations, de celles nées dans la seconde moitié des années 1930 à celles nées dans la seconde moitié des années 1980. C'est la plus récente. Mais d'ores et déjà, elle a probablement été faite trop tôt dans l'histoire de la sexualité et de son interaction avec le sida, surtout par rapport à l'étude ACSF faite en 1992. Le sida était encore dans les consciences.

Première constatation, l'âge médian au premier rapport sexuel (âge auquel 50 % de la population est concernée) a baissé, un mouvement amorcé bien avant le sida. En cinquante ans, l'âge des hommes au premier rapport a baissé d'un an et demi : de 18,8 ans pour les générations âgées de soixante-cinq à soixante-neuf ans à 17,2 ans pour les plus jeunes. Celui des femmes a chuté de trois ans, passant de 20,6 ans pour les plus âgées à 17,6 ans pour les femmes âgées de moins de vingt ans. Les femmes rattrapent ainsi progressivement les hommes pour leur entrée dans la sexualité telle qu'elle est définie ici. Note importante, la baisse de l'âge du premier rapport sexuel a débuté dans les années 1950-1960, soit avant la diffusion des moyens de contraception, et avant les événements de mai 68. Les événements du fameux mois de mai ont donc illustré des changements de sexualité qui étaient déjà en cours plutôt qu'ils n'en ont été le déclencheur. Dans les années 1980 et 1990, l'âge du premier rapport sexuel s'est stabilisé, et il est probable que l'infection VIH/sida y ait contribué. Car dès le début des années 2000, cette tendance à la baisse reprend. On ne sait pas si ce mouvement s'est confirmé, faute d'enquête plus récente. La première relation sexuelle concerne de moins en moins le futur conjoint.

Deuxième constat, le nombre de partenaires sexuels augmente chez les femmes mais elles n'ont pas encore rattrapé les hommes. En 2006, le nombre moyen de partenaires au cours de la vie est de 4,4 pour les femmes et de 11,6 pour les hommes. 10 % des femmes et 35 % des hommes déclarent avoir eu plus de 10 partenaires sexuels dans leur vie ; 47 % des femmes et 70 % des hommes déclarent avoir eu au moins deux partenaires sexuels. Quand on compare ces résultats à ceux des enquêtes précédentes (1970, 1992), on constate une stabilité du nombre moyen de partenaires chez les hommes (11,8 en 1970 ; 11 en 1992 ; 11,6 en 2006) et une augmentation chez les femmes (1,8 en 1970 ; 3,3 en 1992 ; 4,4 en 2006). Ces changements sont attribués par les auteurs du rapport à l'accroissement de l'autonomie sociale des femmes et au fait que les hommes citent généralement l'ensemble de leurs partenaires alors que la plupart des femmes ne retiendraient que les partenaires ayant compté dans leur vie. Pour les plus anciennes des générations étudiées, la sexualité des femmes était plus axée sur l'affectivité et la conjugalité, comparativement à celle des hommes, axée sur le physique et le désir. Pour cette variable, les hommes et les femmes sont tous regroupés en fonction de leur sexe, sans tenir compte de leur orientation sexuelle. Le nombre de partenaires est plus élevé chez les jeunes, maximum à 18-19 ans chez les femmes (âge auquel 22 % d'entre elles ont eu plus de deux partenaires l'année écoulée), et 20-24 ans chez les hommes (âge auquel 31 % d'entre eux ont eu plus de deux partenaires pendant les douze derniers mois). L'infidélité ne semble pas très répandue non plus, seuls 2,8 % des femmes et 5,3 % des hommes ayant déclaré avoir eu au moins un partenaire autre que leur conjoint(e) au cours des douze derniers mois.

Troisième enseignement, on constate une stabilisation de l'activité sexuelle quand elle est évaluée par le nombre de rapports au cours du dernier mois : 8,7 dans les deux sexes, soit des chiffres très voisins de ceux trouvés dans les deux enquêtes françaises précédentes. La fréquence des rapports sexuels diminue avec l'âge (dès vingt ans chez les hommes, et à partir de vingt-cinq ans chez les femmes) et la durée de la vie conjugale (douze relations sexuelles par mois dans les couples de moins de six mois, à huit par mois quand la relation date de plus de cinq ans). D'une manière générale, plus la relation dure, plus les périodes sans sexe augmentent. La seule évolution spectaculaire en nombre de rapports concerne les femmes de plus de cinquante ans : les femmes en couple déclarant une activité sexuelle régulière au cours des douze derniers mois sont passées de 53 % en 1970 à 77 % en 1992, et près de 90 % en 2006. Pour les hommes il n'y a pas de différence importante, juste une tendance à l'augmentation aussi. L'activité sexuelle des femmes de plus de cinquante ans continue de s'accroître, une tendance amorcée dès les années 1970.

Quatrième constatation, l'homosexualité concerne 4,1 % des hommes et 4 % des femmes en 2006, soit un chiffre stable chez les hommes (4,1 % en 1992) et en augmentation chez les femmes (2,6 % en 1992). L'homosexualité est très largement définie par le fait d'avoir eu au cours de la vie des pratiques sexuelles, quelles qu'en soient les modalités, avec un partenaire du même sexe. D'ailleurs 13 % des femmes et 12 % des hommes concernés rapportent de telles pratiques avant l'âge de dix-huit ans, âge ou l'on ne sait pas très bien si l'on est dans la découverte de la sexualité ou dans une sexualité déjà bien affirmée. Plus encore, 99 % des femmes et 98,4 % des hommes déclarent ne pas avoir eu des rapports sexuels avec une personne du même sexe au cours des douze derniers mois. En tenant compte de ces résultats, il est probable que plus de 10 % des personnes considérées comme homosexuelles dans cette enquête ne l'étaient pas, en tout cas ne l'étaient plus si l'on prenait en compte les douze derniers mois de vie sexuelle. L'homosexualité est encore moins fréquente chez les personnes de plus de cinquante ans (3,1 %), un résultat que les chercheurs attribuent au fait que l'homosexualité était beaucoup moins acceptée dans ces générations, ce qui impacte la mémoire des faits vécus et leur déclaration. Les personnes ayant des relations sexuelles avec les personnes de même sexe se trouvent plus dans les tranches d'âge les plus jeunes (moins de cinquante ans), en milieu urbain (Paris, Lyon), et avec un niveau d'études supérieures (bac + 2).

Cinquième constat, l'élargissement du répertoire sexuel concerne les relations oro-génitales (fellation, cunnilingus) mais pas les relations génito-anales (sodomie). La banalisation des relations oro-génitales amorcée dans les années 1970-1980 s'est poursuivie dans les années 1990-2000. Plus de 80 % des femmes déclarent avoir expérimenté ces pratiques. Dans la tranche d'âge 55-69 ans, en 1992, 48 % des femmes disaient n'avoir jamais fait de fellation ; en 2006, ce pourcentage était tombé à 29 %. Le cunnilingus s'est diffusé parallèlement à la fellation : 70 % des femmes et des hommes entre vingt-cinq et quarante-neuf ans pratiquent cette activité souvent ou parfois. La sodomie reste une expérience plutôt qu'une pratique régulière. Les personnes qui déclarent l'avoir faite au moins une fois dans leur vie augmentent : 24 % des femmes et 30 % des hommes en 1992, 37 % des femmes et 45 % des hommes en 2006. Mais cela reste occasionnel pour la plus grande majorité. Seules 12 % des femmes de vingt-cinq à quarante-neuf ans la pratiquent souvent ou parfois, la différence entre souvent et parfois manquant de précision. La proportion d'hommes de vingt à quarante-neuf ans qui la pratiquent parfois ou souvent varie entre 15 % et 18 %. Les relations oro-anales ne sont pas évaluées.

L'échangisme, évalué par le fait d'avoir fréquenté au moins une fois un lieu échangiste dans sa vie, est une pratique très minoritaire et stable, concernant 1,7 % des femmes et 3,6 % des hommes en 2006, 1 % des femmes et 4 % des hommes en 1992. La proportion d'hommes est nettement plus élevée, montrant qu'il s'agit d'une pratique plus masculine que féminine. D'ailleurs deux tiers des femmes ayant fréquenté de tels lieux n'ont pas eu de relations sexuelles à cette occasion, alors que seuls deux cinquièmes des hommes sont dans cette situation.

La fréquentation régulière des prostituées, évaluée par l'existence d'un rapport sexuel avec une prostituée dans les cinq années précédentes, est minoritaire et stable. Elle concerne 3,1 % des hommes en 2006, et 3,3 % en 1992. Il s'agit surtout d'hommes jeunes, entre vingt et trente-quatre ans (5 % des hommes), et dans l'agglomération parisienne (11 % des hommes de cet âge). Par contre, après cinquante ans, plus d'un homme sur quatre (25 % parmi les 50-59 ans, 29 % parmi les 59-69 ans) a eu des relations sexuelles avec une prostituée au moins une fois dans sa vie. Le recours à la prostitution reste assez fréquent, sans augmenter.

Le préservatif était encore largement utilisé en 2006 : 89 % des femmes et 88 % des hommes âgés de dix-huit à vingt-quatre ans ont mis un préservatif lors de leur premier rapport sexuel. On sent que les années sida ne sont pas loin. On ne sait pas ce qu'il en est aujourd'hui. Cela représentait un véritable succès des politiques de prévention des MST par rapport aux années précédentes. Par exemple, dans la tranche d'âge soixante à soixante-neuf ans, seules 10 % des femmes et 8 % des hommes avaient utilisé un préservatif lors de leur premier rapport sexuel. Le préservatif était plus utilisé chez les diplômés du supérieur, en cas de début précoce de la sexualité, lorsque le premier rapport sexuel avait eu lieu après la fin des années 1980, et chez les personnes ayant eu au moins trois partenaires sexuels dans leur vie.

Mais les jeunes restaient mal informés de la sexualité malgré la circulaire du ministère de l'Éducation nationale qui définissait dans les années 1970 les grandes lignes de l'information et de l'éducation sexuelle en milieu scolaire. L'information passe mal. Dans l'enquête CSF, seuls 46 % des femmes et 39 % des hommes âgés de dix-huit à dix-neuf ans avaient été informés des IST et du VIH avant leur premier rapport sexuel. C'est beaucoup mieux que pour les générations les plus anciennes (3 % pour les femmes et les hommes de la génération des 60-69 ans). Donc beaucoup de progrès ont été faits en l'espace de cinq décennies, mais beaucoup restaient encore à faire en 2006.

4

Du safer sex au sexe chimiquement assisté (2007-2022)

Comme on l'a dit, la pratique du safer sex, dans les années 1980-1990, a eu des effets spectaculaires sur la prévention du sida et des IST. On ne voyait plus beaucoup de gonococcie et encore moins de syphilis, MST très répandues avant l'arrivée du sida. Plus que la crainte des IST, c'était la crainte du sida, MST rapidement mortelle, qui avait poussé les populations à risque à se tourner vers le safer sex au milieu des années 1980. Avec l'arrivée des trithérapies à la fin des années 1990, le sida est devenu une maladie chronique plutôt qu'une infection fatale. On a même découvert très rapidement que les patients traités correctement, avec une charge virale indétectable, n'étaient plus contagieux pour leur partenaire. Certains pouvaient de nouveau se laisser aller au plaisir sans préservatif.

Déclin du préservatif

Le préservatif a été en usage depuis le XVIIIe siècle et déjà, on parlait de l'« émoussement de la sensation » associée. Ainsi Madame de Staël (1766-1817) aurait qualifié le préservatif de « bouclier contre le plaisir et toile d'araignée contre le danger ». Un jugement bien sévère mais compréhensible à cette époque où la fabrication des préservatifs relevait de la triperie puisqu'ils étaient faits en baudruche (membrane intestinale) ou à partir du cæcum (partie du gros intestin) d'agneau, de mouton ou d'un autre animal. En dépit des progrès faits dans sa fabrication, le latex ou le polyuréthane ayant remplacé les boyaux animaux, c'est pour la même raison que le préservatif est rejeté aujourd'hui.

On en oublie le côté altruiste du préservatif : se protéger des IST et en protéger l'autre, sans oublier l'intérêt contraceptif pour les hétérosexuels. Le préservatif est aussi un garant de la liberté sexuelle dans un tel contexte, moins centré autour de « moi, je ». Mais il peut aussi être recentré sur soi : comme on attache la ceinture de sécurité en montant en voiture pour prévenir les conséquences d'un accident, on met le préservatif pour prévenir IST et grossesse non désirée. Dans ce domaine, comme dans d'autres, on est aussi en droit d'estimer que la liberté des uns ne doit pas conduire à porter préjudice à autrui. Les libertés individuelles ne doivent pas être déconnectées du bien vivre ensemble.

Dès le début des années 2000, les activistes éclairés ont essayé de relancer le safer sex, en parlant de prévention *sex positive*, une prévention prenant en compte le plaisir et la sensualité, en adoptant des pratiques n'impliquant pas l'usage du préservatif ou en érotisant son usage. Le préservatif peut en effet être vu aussi comme un accessoire intéressant, retardant le moment de l'éjaculation. La diminution des sensations associée à son usage peut être transformée en avantage. Les pratiques sexuelles telles que les caresses ou la masturbation complétaient le tableau de cette attitude *sex positive*. De nombreuses initiatives ont encouragé cette pratique. Mais finalement, même en constituant des associations d'interlocuteurs privilégiés, permettant de mieux cibler le public le plus concerné par les MST et d'adapter le message préventif à leur pratique et à leur répertoire sexuel, la prévention *sex positive* n'a pas enflammé les foules. Le message n'est pas passé pour des raisons diverses : tendance retrouvée au « jouir sans entraves », blocages institutionnels, défaut d'ancrage communautaire chez les rédacteurs des messages de prévention.

En tout cas, on est passé progressivement, dans certaines communautés, d'une tentative d'érotisation du plaisir au sexe chimiquement assisté.

Fin du safer sex

Le tournant s'est effectué au début des années 2000 avec la réapparition chez les gays des IST – syphilis et gonococcie – et leur cortège de complications visuelles, auditives, neurologiques, articulaires et d'autres plus rares. Il fallait se rendre à l'évidence : le safer sex ne faisait plus recette chez les gays, qui constituent le principal groupe exposé aux IST. Les pouvoirs publics n'ont plus aidé à promouvoir le préservatif. Il n'était pas remboursé par la Sécurité sociale, ce qui aurait été un geste symbolique fort à destination de la population générale. Car dans la communauté gay et libertine, on trouve partout des capotes gratuites, distribuées par les associations, dans les saunas, bars, fêtes. Ce sont bien les campagnes de publicité pour le préservatif qui n'ont pas été faites. Il n'y en a plus que pour le dépistage, la prévention médicamenteuse (la PrEP), et la « séropopularité » (pensons à la campagne de publicité « séropopulaire » en décembre 2020), comme si être séropositif au VIH pouvait être popularisé !

Les choses se sont accélérées au début des années 2010. La fréquence de la gonococcie et de la syphilis augmentait de façon importante chez les gays et des cas commençaient à être décrits chez les femmes et les hétérosexuels. Par exemple, entre 2013 et 2015, on a observé plus 100 % de gonococcie, plus 92 % de rectite à *Chlamydia trachomatis* et plus 56 % de syphilis précoce chez les gays. On revoyait aussi dans cette population des épidémies de maladies à transmission féco-orale (shigellose, hépatite A…) du fait du sexe oro-anal. Non seulement les gays n'utilisaient plus le préservatif mais les autres règles du safer sex n'étaient plus suivies et le VIH continuait à se transmettre. Par exemple, en 2014, selon les statistiques officielles de Santé publique France, une infection VIH avait été diagnostiquée chez 6 600 personnes. Entre 2011 et 2014, on a observé une augmentation significative des infections VIH chez les

HSH. Les régions avec les taux les plus élevés de nouvelles infections étaient la Guyane, la Guadeloupe et la Martinique, suivies de plus loin par l'Île-de-France.

Les raisons de l'abandon du préservatif sont multiples. L'infection VIH correctement traitée n'est plus mortelle, les personnes infectées et traitées correctement ne sont plus contagieuses, les autres IST sont perçues comme banales et la notion de plaisir entravé par le préservatif se répand. La disparition de la plupart des militants du safer sex, morts du sida ou de cause naturelle, explique aussi la perte de la mémoire collective chez les gays. D'ailleurs les rares survivants de cette époque, qui ont aujourd'hui plus de soixante ans, regardent d'un œil assez effaré ce qui se passe chez les jeunes gays. Un vieux militant associatif gay, Hervé Latapie, l'expliquait déjà en ces termes en 2014 : « Ainsi, peu à peu, la culture du safer sex, inventée par les gays, se perd. Une autre culture tente de s'imposer, elle est inspirée à la fois par l'expérience dramatique et douloureuse de la séropositivité et par la montée de l'individualisme. La liberté sexuelle est revendiquée non à la manière révolutionnaire d'antan, mais à la mode libérale réactionnaire : l'individu prime sur le collectif, la recherche du plaisir devrait s'affranchir de toute contrainte et la logique du profit guide le progrès médical. » Un constat lucide qui s'applique à beaucoup d'autres domaines de la vie sociale.

On doit effectivement se poser des questions. Il faudra attendre décembre 2018 pour voir le premier préservatif (« Eden » du laboratoire Majorelle) remboursé par la Sécurité sociale et encore seulement à 60 %. Alors que la PrEP (acronyme anglais de *Pre-Exposure*

Prophylaxis ou prévention préexposition VIH, sur laquelle je reviens dans les paragraphes suivants), utilisée par environ 42 000 personnes depuis le 1er janvier 2016, est remboursée à 100 %. Le premier ne coûte pas grand-chose et prévient très bien la plupart des IST, la seconde coûte cher et ne prévient que le seul VIH. L'argument à la base de cette promotion est de souligner que l'efficacité du préservatif dans la prévention de l'infection VIH est d'environ 80 %, mais on oublie toujours de dire qu'elle est beaucoup plus élevée pour les autres IST. C'est donc un choix politique plus que de santé publique : on finance la PrEP efficace contre le VIH, mais pas la promotion du préservatif efficace contre toutes les IST. Cette sexualité, chimiquement assistée, encouragée par les acteurs de la lutte contre le sida, profite évidemment aux laboratoires pharmaceutiques qui trouvent là un énorme débouché. On commence par une cible bien précise, les gays « hypersexuels », d'ailleurs l'essai thérapeutique s'appelait IPERGAY. On élargit ensuite en visant tous les HSH, soit tous ceux qui pratiquent des rapports homosexuels (alors que seule une minorité de HSH est concernée), puis on va l'étendre à d'autres groupes de population (femmes, migrants, voyageurs…), avec la complaisance des PrEPologues (médecins spécialisés pour lesquels la PrEP est devenue objet de recherches et de publications) et le soutien des associations (au nom de la démocratie sanitaire chère à certains). Ainsi au cours de l'année 2022, l'association AIDES a entrepris de promouvoir l'usage de la PrEP chez les femmes avec des affiches intitulées « La PrEP pour toutes », placardées sur les murs de Paris.

Toutefois, il s'agissait d'un affichage militant, non soutenu par les pouvoirs publics, Santé publique France et la République française, comme on a pu le voir récemment avec d'autres campagnes d'affichage, « Séropopulaire » (2020) ou « Mon copain est gay » (2022).

Sildénafil

Le nom de sildénafil ne dit probablement pas grand-chose aux lecteurs. Mais si je dis Viagra®, alors tout s'éclaire. Le nom de Viagra® est le premier nom de commercialisation du sildénafil, nom chimique universel que je préfère utiliser. C'est un des médicaments les plus contrefaits de l'histoire pharmaceutique, c'est dire sa popularité. Mais au début de sa commercialisation, tant qu'il s'agissait d'une exclusivité du laboratoire Pfizer, il n'était trouvé que sous le nom de Viagra®. On peut considérer le sildénafil comme la première commercialisation d'un médicament à visée sexuelle. Néanmoins il ne s'agissait pas de prévention de l'infection VIH ou d'IST, mais d'érection. C'est un médicament qui pallie l'impuissance (dysfonction érectile en langage médical correct). Car s'il y a un sujet qui sensibilise les hommes, c'est bien la bandaison, immortalisée par Georges Brassens dans la chanson *Fernande*, en 1972.

Le produit est autorisé à la commercialisation en 1998 aux États-Unis et en 1999 en Europe. Ce médicament a rapporté près de deux milliards de dollars au laboratoire en 2010. En poussant le bouchon un peu loin, ce sont les profits accumulés avec des médicaments tels que le sildénafil qui ont permis au laboratoire de se constituer une cagnotte qui lui sera fort utile quand il faudra investir dans la vaccination ou le traitement du Covid. Autre histoire…

PrEP

Pour les gays, le 1er décembre 2014 (Journée mondiale de lutte contre le sida) restera marqué par l'apparition d'un tout nouveau concept de la prévention de l'infection VIH : la prise d'un médicament. C'est « La PrEP pour touTEs » (communiqué de presse de l'association AIDES le 29 octobre 2014 : « Résultats d'IPERGAY : la PrEP pour touTEs, et vite ! »). Mais on verra que ce concept va échapper à ses concepteurs et s'étendre à d'autres IST. Le principe de la PrEP pour le VIH est simple : une bithérapie, jusqu'alors prescrite pour soigner les séropositifs, en l'occurrence l'association de deux médicaments antirétroviraux commercialisés sous le nom de Truvada® (du laboratoire Gilead), est appliquée à des séronégatifs à haut risque d'exposition au VIH pour les protéger de la contamination. Le médicament est pris trois jours de suite, le jour de la relation sexuelle et les deux jours suivants. C'est la PrEP à la demande. Mais pour des hommes jeunes sexuellement actifs, cela revient à être sous PrEP toute la semaine, tous les mois, toute l'année, c'est la PrEP en continu.

Le coût de la PrEP pour la collectivité n'est pas négligeable même s'il est diversement évalué. Un article américain a estimé en décembre 2019 le coût de la PrEP à treize mille dollars par an et par personne aux USA. Le coût global de la PrEP en Europe a été estimé (probablement surestimé) à neuf milliards d'euros par an. En France, le coût était moindre du fait du prix plus bas du médicament (cinq cents euros par mois), mais je ne sais pas si des estimations sérieuses ont été faites. Pas plus que je ne sais combien cela a rapporté au laboratoire qui, il faut le souligner, n'a pas demandé cette nouvelle indication, à titre préventif, pour son médicament. Il faut ajouter au coût de la PrEP proprement dite les consultations de suivi, les dépistages répétés des MST (dans une population très à risque) et leurs traitements tout aussi répétés. Hervé Latapie avait estimé le coût de la PrEP en France pour mille PrEPeurs à quatre millions d'euros pour l'année 2016 (« La sexualité gay : le bonheur dans la PrEP », *Mediapart*, août 2016). Le nombre de PrEPeurs est estimé à 28 000 au 30 juin 2021, mais les coûts ont un peu baissé. Par ailleurs on va leur proposer de nouveaux médicaments. La nouvelle campagne pour le médicament injectable à durée de vie prolongée a débuté ! Les premières résistances ont même été décrites dans les essais thérapeutiques.

La PrEP a été remboursée dès le début à 100 % par la Sécurité sociale. Marisol Touraine, alors ministre de la Santé, était très proche du président de l'association AIDES, première association française de lutte contre le sida. À quelques mois de l'élection présidentielle, le vote gay représentait un enjeu important. Elle était également présente le 22 juin 2013 au mariage de Bruno Spire et Michel Bourrelly, respectivement président et militant activiste de l'association AIDES, une association bien financée et gérée en famille. Récemment Bruno Spire a passé la main à sa nièce. Un mariage très médiatique, avec des politiques et des scientifiques : outre Marisol Touraine, Roselyne Bachelot, Françoise Barré-Sinoussi, co-découvreuse du VIH, Claude Bartolone, président de l'Assemblée nationale… Dès le début, la PrEP a été remboursée intégralement sans même appliquer de ticket modérateur, au moins à titre symbolique pour une population plutôt aisée. À l'époque (2016), les différences de remboursement avaient de quoi interroger, surtout pour des socialistes... Prévention du paludisme pour les migrants africains en visite dans leur pays d'origine : 0 %, traitement des poux de tête : 0 %, consultation d'un(e) psychologue : 0 %, préservatifs : 0 %, vaccination contre les papillomavirus (HPV) : 65 %, traitement de la gale : 70 %… De quoi interroger sur les priorités de santé publique et les remboursements par la Sécurité sociale. Reconnaissons quand même que des progrès ont été faits. Depuis 2018, deux marques de préservatifs sont remboursées à 70 % par la Sécurité sociale et le vaccin HPV a vu ses indications élargies.

IPERGAY, un essai militant soutenu par AIDES et l'ANRS

L'efficacité de la PrEP a été évaluée en France dans l'essai IPERGAY, un essai « militant » mené avec le soutien très actif de l'association AIDES, et sous l'égide de l'ANRS (Agence nationale de recherche sur le sida), dirigée à cette époque par Jean-François Delfraissy, futur président du Conseil scientifique Covid. Voilà donc un organisme de recherche financé par les fonds publics qui se fait le support de l'industrie pharmaceutique tout en allant dans le sens d'AIDES.

IPERGAY a été un succès scientifique, très bien relayé par les associations de personnes vivant avec le VIH, AIDES en tête, les médecins qui les supportent (beaucoup ayant des conflits d'intérêt de dizaines de milliers d'euros avec le laboratoire Gilead) et des journalistes complaisants. Du 16 au 20 novembre 2016, trois journalistes triés sur le volet se sont même fait inviter à San Francisco, aux frais de l'ANRS, pour rendre compte des résultats de l'étude française et de l'importance de la PrEP au congrès international sur le sida, du jamais vu : un organisme de recherche financé par des fonds publics qui paye trois voyages de journalistes à l'autre bout du monde. Ils sont heureusement revenus enthousiastes…

L'essai a été publié dans une grande revue américaine et a rapporté plein de points SIGAPS[1] aux auteurs. Le principal auteur de l'étude, PrEPologue en chef, est devenu le porte-voix français de la PrEPologie à l'international. Cet article a été assorti d'un éditorial enthousiaste où n'étaient pas discutés les problèmes éthiques, pourtant certains, posés par IPERGAY. Le journal *Le Monde* s'était

1. Le projet SIGAPS a pour objectif le recensement et la valorisation des publications scientifiques issues d'un établissement de santé ayant des activités de recherche médicale.

fait l'écho de ces problèmes potentiels au lancement de l'essai en mars 2012. À quoi le PrEPologue en chef avait répondu : « Je tiens donc à préciser : IPERGAY n'est pas une étude qui a pour but de favoriser la prise d'antirétroviraux en prévention mais son but est de l'évaluer. C'est pour cela que l'étude est faite contre placebo. » On se pince pour y croire ! « IPERGAY n'est pas une étude qui a pour but de favoriser la prise d'antirétroviraux en prévention. » On voit le résultat dix ans plus tard… La PrEP était effectivement évaluée contre un placebo et le préservatif était recommandé dans les deux groupes (placebo et PrEP). En fait, une étude rigoureuse aurait nécessité de comparer le safer sex, méthode de référence de la prévention de l'infection VIH, et le médicament de la PrEP, et non son placebo. D'ailleurs une proposition semblable a été faite par le Syndicat national des entreprises gays (SNEG) mais cela a été refusé par les organisateurs de l'essai. La démocratie sanitaire est un concept à orientation variable. On écoute certaines associations (par exemple AIDES) et pas d'autres (par exemple le SNEG). En fait, on n'aurait jamais pu montrer de différence significative en faveur de la PrEP. Pourquoi ? Parce que le préservatif est efficace. Même si l'efficacité est probablement moindre que la PrEP contre le VIH, elle n'est probablement pas suffisamment faible pour mettre en évidence une différence, à moins de recruter des milliers de personnes. Dans les deux groupes, les taux d'IST vont s'avérer élevés, 33 % dans le groupe placebo, 41 % dans le groupe PrEP. Mais les associations de malades insistaient : les gays ne veulent plus porter de préservatifs. Après tout, c'est devenu la « vraie vie ». Même s'il a été montré que la PrEP favorisait les IST. Mais il faudra attendre la variole du singe pour convaincre de ce risque les militants qui ne veulent pas voir cette réalité en face.

Les personnes enrôlées dans l'étude IPERGAY l'étaient souvent par le biais d'associations comme AIDES, dont des salariés ont été inclus dans l'étude, des gens convaincus d'avance qu'ils allaient faire avancer la science dans le bon sens puisque tout était fait pour ça. Et des personnes qui n'avaient pas l'intention de porter des préservatifs. L'association AIDES était soutenue par les laboratoires pharmaceutiques qui lui ont versé quelques centaines de milliers d'euros par an. À titre d'exemple, le laboratoire MSD déclarera dans la base transparence santé[1], en février 2017, avoir versé 529 000 euros à la fédération nationale de l'association AIDES. Ainsi, sous couvert de science et de recherche, des militants d'une association soutenue par l'industrie pharmaceutique allaient entrer dans un essai thérapeutique de l'ANRS, aboutissant à la prescription de deux médicaments à titre préventif, un beau coup pour les laboratoires concernés, principalement pour le laboratoire Gilead qui commercialisait ces deux médicaments sous la forme d'un seul et même comprimé. Les sommes perçues par les différents infectiologues français, en provenance du laboratoire Gilead, peuvent être retrouvées dans un article publié par *Science et Avenir* en février 2020 et accessible sur le net (montant total : 637 000 euros depuis 2012). Les PrEPologues sont en bonne place.

1. transparence.sante.gouv.fr

L'article d'Hervé Latapie, en 2014, éclaire bien sur les modalités de recrutement des patients pour l'étude. Il écrit : « Or lorsque l'essai IPERGAY a été lancé par l'ANRS pour évaluer l'efficacité de ce procédé, il avait été précisé qu'il ne s'agirait que d'un outil complémentaire destiné à une part minime de la population gay, la plus récalcitrante au préservatif, et qu'en aucun cas il ne s'agissait de remettre en cause la base de la prévention, à savoir le sexe à moindre risque. Pourtant, il nous suffisait d'observer les publicités massivement publiées dans la presse gay pour recruter des participants ou de lire quotidiennement sur Facebook les propos des salariés d'AIDES chargés de la prévention auprès des gays, pour comprendre qu'IPERGAY pouvait aussi permettre à certains gays de s'affranchir d'une réflexion sur les pratiques à risque. »

Dans la presse spécialisée, la publicité pour recruter des participants à l'essai a été massive. Dans le florilège des annonces, l'une affirmait : « Quand je suis chaud, j'ai autre chose en tête que la capote », « La prévention avance, et toi ? » Et tout en bas de l'affiche, on trouvait le logo de l'ANRS et les explications sur l'essai IPERGAY. C'est la première fois que je voyais un essai faisant le bonheur de l'industrie pharmaceutique financé par l'ANRS bénéficiant d'une telle publicité. Cela a dû coûter une fortune mais combien ? Nul ne le sait vraiment… La seule chose que l'on sait, selon son directeur de l'époque, c'est qu'il s'agit de « l'essai le plus coûteux jamais financé par l'ANRS[1] ». Il aurait été estimé à dix

1. Jean-François Delfraissy, 5 mars 2011, entretien avec Christophe Martet.

millions d'euros et l'article du *Monde*, susmentionné, parle d'une somme de douze millions d'euros. Pendant ce temps, on refusait de financer l'essai de Jacques Leibowitch qui aurait abouti à économiser des centaines de milliers d'euros. Cherchez l'erreur…

Et Hervé Latapie de rajouter : « Aujourd'hui, en réclamant haut et fort "la PrEP pour TouTEs" et en continuant de sous-estimer la gravité de la progression des IST chez les gays (qui, elle, concerne tout autant les séropositifs que les séronégatifs), les dogmatiques de la PrEP jouent aux apprentis sorciers : ils promettent un remède miracle aux frais de la collectivité, ce faisant ils banalisent encore un peu plus la séropositivité en minimisant la contrainte de prendre quotidiennement un traitement, ils font preuve d'un optimisme biomédical sans nuance et ignorent toutes les craintes actuelles concernant les effets à long terme d'une surconsommation de médicaments. Plus grave encore, au passage, ils massacrent tout un long et difficile travail d'éducation et de sensibilisation à la santé sexuelle. » Pour les autres dont je fais partie, il n'y avait pas beaucoup d'espace pour discuter de la pertinence de ce mode de prévention dans le monde journalistique, politique, et… médical. Car même dans le monde médical, s'il m'a été possible de faire entendre cette voix discordante (voir troisième partie de cet ouvrage), ces propos m'ont valu plus de reproches et d'opprobre que d'écoute et de considération. Nous avons quand même finalement pu faire partager nos craintes au grand public en écrivant avec Caroline Petit et Jacques Leibowitch un article publié par *The Conversation* le 7 août 2019 : « Retour des infections sexuellement transmissibles : vers une épidémie de l'ampleur du sida ». Puis, au printemps 2022, la variole du singe est arrivée.

En résumé, l'association AIDES mobilise depuis plusieurs années, selon Hervé Latapie, d'énormes moyens pour défendre et développer cette approche biomédicale de la prévention du sida. D'ailleurs, cela continuera bien au-delà de l'enrôlement des malades dans IPERGAY. Les slogans se transforment mais le matraquage médiatique proPrEP chez les gays continue : « Un comprimé qui vous protège du sida, ça vous dit ? », « La PrEP protège du VIH », « PrEP, disponible, remboursée, enfin ! », « Tu PrEP ? AT-PrEP, c'est l'appli qu'il te faut. » Citons aussi un magazine gay, *AgendaQ*, qui profite des publicités payées par Santé publique France, et qui annoncent sur une page : « La PrEP est un outil à part entière de prévention VIH 100 % efficace. » On oublie une fois encore les autres IST et le préservatif, et c'est signé Santé publique France.

Sans surprise, les PrEPologues souhaitent appliquer ce concept de PrEP à d'autres populations que les gays à haut risque. Certains discutent même de l'appliquer à d'autres IST, en prenant des médicaments en plus des vaccins déjà recommandés à titre préventif. La PrEP pour chaque IST ? Mais il y en a plus d'une vingtaine… Car même s'il est vrai qu'il vaut mieux prévenir que guérir, et que la PrEP s'applique certainement à quelques personnes à haut risque, les risques possibles ne doivent pas être négligés. Quels sont les dangers de la PrEP ?

Les dangers de la PrEP

Le principal inconvénient de la PrEP est l'importance des IST chez les PrEPeurs. C'est une conséquence indirecte de la PrEP. En s'affranchissant des risques de transmission sexuelle du VIH grâce à la PrEP, on se laisse aller, en n'utilisant plus de préservatif. C'était un des principaux slogans que l'association AIDES répétait à longueur d'affichage dans le métro parisien à la fin des années 2010, sous-entendu : la solution, c'est la PrEP. Conséquence de cette attitude peu responsable selon moi : les IST ont explosé. Dans une étude publiée en 2016[1], il a été estimé que la PrEP augmentait le risque de gonococcie d'un facteur 25, de syphilis d'un facteur 44, et d'une chlamydiose, la lymphogranulomatose vénérienne (LGV), d'un facteur 11. Les expériences de terrain corroborent cette inquiétude avec une incidence d'IST de 90 % patients-année dans une cohorte bordelaise de PrEPeurs présentés à l'AFRAVIH[2] en mai 2018, et publiée en 2019. Autrement dit, sur un an, 90 % des PrEPeurs contracteront une IST. On les suit comme des cobayes dans un laboratoire…

Cette réémergence des IST est une source d'inquiétude majeure et les pouvoirs publics ont mis du temps à prendre toute la mesure du problème. Par exemple, la

1. Noah Kojima *et al.*, « Pre-exposure prophylaxis for HIV infection and new sexually transmitted infections among men who have sex with men », *AIDS*, vol. 30, 10 septembre 2016, pp. 2251-2252.

2. Alliance francophone des acteurs de santé contre le VIH et les infections virales chroniques ou émergentes.

campagne d'affichage de la Mairie de Paris, en juin 2017, interpellait : pourquoi vouloir faire de « Paris la ville de l'amour sans sida[1] » grâce à la PrEP plutôt que « la ville de l'amour sans IST » grâce au préservatif ? Même erreur stratégique en juillet 2018 avec une nouvelle campagne d'affichage de l'association AIDES, dans le métro parisien : « PrEP, un comprimé par jour vous protège du VIH[2]. » Les mots « préservatif » ou « safer sex » n'étaient même plus mentionnés. Pourtant les IST ne se résument pas qu'au sida et leur prévention à la PrEP. Cela a été oublié par l'association AIDES et la Mairie de Paris en 2017 et 2018. Cet oubli était porteur de grandes désillusions. L'arrivée de la variole du singe en mai 2022 nous l'a rappelé.

En attendant une réhabilitation des règles de safer sex, on assiste à une extension du domaine de la PrEP. Les IST sont tellement fréquentes chez les gays que l'idée leur est venue d'utiliser des antibiotiques pour prévenir les IST (bactériennes) comme on utilise des antirétroviraux pour prévenir l'infection VIH. Dans une étude anglaise, publiée fin 2021, 9 % des PrEPeurs utilisent aussi un antibiotique en prévention des IST. Cela avait été évalué en prophylaxie post-exposition (PEP) avec un antibiotique (doxycycline, une dose de 200 milligrammes) pour prévenir trois IST (syphilis, gonococcie, chlamydiose) et publié en 2018 (voir troisième partie). On retrouve comme auteur principal notre PrEPologue

1. https://www.paris.fr/parissanssida

2. https://www.aides.org/communique/aides-lance-prep-4-love-la-premiere-campagne-nationale-dinformation-et-de-promotion-de-la-prep

en chef dans cette histoire aussi. D'un côté, il est capable de dire (et je suis sûr qu'il le pense) que la prescription des antibiotiques doit être raisonnée et leur usage limité. Et de l'autre, il évalue un traitement antibiotique administré à intervalles réguliers, après exposition sexuelle, pour prévenir trois IST bactériennes pendant une période de 7-8 mois. Cela marche mal : inefficace sur le gonocoque, moyennement efficace sur la syphilis, seulement efficace sur les chlamydioses. La boîte de Pandore est ouverte car ce traitement semble devenir courant dans les milieux gays « hypersexuels » en France. Si l'on favorise ainsi l'émergence de la résistance à la doxycycline de la syphilis, cela aura des conséquences catastrophiques, car c'est le seul médicament dont l'efficacité est prouvée, avec la pénicilline. On n'a déjà plus que deux classes de médicaments à notre disposition…

L'émergence de virus VIH résistants aux antirétroviraux utilisés dans la PrEP est une autre éventualité. Quand on utilise des anti-infectieux *larga manu*, l'apparition de la résistance est inéluctable. Elle est déjà évidente pour d'autres bactéries, agents classiques d'IST, pour le gonocoque, et un mycoplasme, *Mycoplasma genitalium* (voir troisième partie).

L'existence d'effets indésirables médicamenteux doit aussi être prise en compte. La tolérance de la PrEP a été évaluée à brève échéance (quelques semaines d'utilisation) mais pas pour une utilisation pendant des mois, voire des années. Une telle pratique va forcément exposer les personnes qui l'observent à des risques d'effets indésirables cumulatifs, dont la fréquence augmentera avec l'exposition au médicament. Ceux-ci semblent néanmoins, pour le moment, acceptables par la plupart des PrEPeurs. Mais il sera estimé en 2022 que 40 % arrêtent la PrEP en cours de route.

Enfin, la dérive d'un sexe de plus en plus chimiquement assisté doit questionner sur l'intérêt de cette course à l'armement préventif. Car il n'y pas que la PrEP et le sildénafil dans la chimie du sexe. Il y a maintenant aussi le *chemsex*… Les cobayes gays de la PrEP pourraient être victimes de dégâts collatéraux.

Chemsex

Chemsex, encore un terme anglophone, raccourci de *chemical sex* ou « sexe chimique », « sexe chimiquement assisté », tout un monde en soi. Le chemsex désigne la prise volontaire de psychotropes lors des relations sexuelles. Ne sont pas inclus les drogues plus ou moins légalisées ou banalisées que sont l'alcool, le cannabis et le sildénafil. Ces drogues sont censées faciliter, augmenter ou intensifier les rapports sexuels et, on doit le présumer en la circonstance, le plaisir sexuel. Cette pratique, autrefois quasi-exclusivité des gays, s'étend aux cercles échangistes et même au-delà.

Le chemsex fait appel à différentes drogues addictogènes illégales (cocaïne, cathinones, GHB – maintenant supplanté par le GBL, métamphétamines, nitrites aliphatiques ou cycliques d'alkyle), ou commercialisées avec d'autres indications et détournées de leur emploi (kétamine). On y compte la drogue du viol (GHB) qui retrouve des couleurs avec la reprise de la vie nocturne post-Covid. Que ce soit à Paris, Bruxelles ou Londres, l'utilisation non consentie de cette drogue est devenue si fréquente que des collectifs, associations et réseaux sociaux ont dû se constituer pour interpeller des patrons des établissements de nuit et les gouvernements. Plusieurs personnes évoquent l'administration de GHB à leur insu (le comprimé est souvent glissé dans le verre par un tiers, ou une rencontre de passage), suivie, pour beaucoup d'entre elles, d'agressions sexuelles. Les bars et établissements de nuit où se sont produits ces faits sont dénoncés. Il en est de même avec l'ecstasy ou méthylène – dioxy – méthamphétamine (MDMA), dite « drogue de l'amour ». Les effets de la MDMA sont similaires à ceux des amphétamines (stimulants). L'ecstasy a tendance à désinhiber, il rend empathique voire euphorique, résistant à la fatigue, au sommeil et à la faim. Il est le plus souvent consommé en milieu festif, par exemple lors de *rave parties*. La tolérance s'installe rapidement et oblige les utilisateurs à augmenter les doses pour ressentir les mêmes effets, entraînant des risques psychiques, physiques et comportementaux.

Le chemsex est censé favoriser la désinhibition, augmenter l'empathie, rendre plus performant, sur un fond euphorisant. Les drogues peuvent être prises plusieurs fois consécutivement, diversifiées en fonction du moment et, le plus souvent pour les gays, lors de séances de sexe collectif. Ce plan de pratique du sexe en groupe est organisé via des applications en ligne. Sa durée est de plusieurs heures mais des « marathons sexuels » de 24-48 heures sont possibles. Le risque d'infection par le VIH est évidemment à prendre en considération. Un plan bien organisé nécessite de recruter des personnes séronégatives sous PrEP et des personnes infectées par le VIH traitées que l'on peut espérer contrôlées sur le plan virologique, tout en évitant ceux dont le statut vis-à-vis du VIH est inconnu.

Selon le produit, on peut le consommer par voie nasale (« sniff »), l'inhaler (fumer), l'ingérer par voie orale (*bombing*) ou rectale (*plug*), ou se l'injecter par voie intraveineuse (*slam*). La plupart des produits n'ont pas d'effet positif sur l'érection, ni en terme de stimulation ni en terme de durée ; l'effet peut même être inverse. C'est pourquoi certains prennent des stimulants sexuels, comme le sildénafil qui vient compléter la panoplie des médicaments du chemsex. On en vient à prendre des médicaments pour pallier les effets indésirables d'autres médicaments. Si en plus on ajoute la PrEP, on augmente encore le risque d'interactions médicamenteuses et d'accidents médicamenteux.

Cette pratique de sexe en groupe multiplie les risques d'IST d'un facteur 3 à 10 par rapport aux gays non pratiquants. Rien de surprenant, on redécouvre que le risque d'IST est corrélé au nombre de partenaires sexuels. Mais, paradoxe des temps modernes, on en fait maintenant un argument de vente de la PrEP. Tout l'art de faire avaler la PrEP est de dire que c'est une porte d'entrée à la prévention des MST. Soyez sous PrEP et cela vous garantit un bon suivi, un bon dépistage des IST, un bon traitement, une bonne éducation à la santé sexuelle… C'est le minimum que l'on puisse proposer mais le processus échappe progressivement à ses concepteurs.

Pour ceux qui veulent avoir une idée de ces parties de sexe en groupe agrémenté de chemsex, ils peuvent se référer au *Journal sexuel d'un garçon d'aujourd'hui* (POL, 2021), livre d'Arthur Dreyfus, un jeune écrivain d'une trentaine d'années. Il a rendu compte de son expérience de quelques années (2015-2018) en ces termes : « Je passe mon temps à faire des plans culs et à les écrire », ce qu'il fera à partir de janvier 2019. C'est le journal de bord d'une addiction aux hommes puis au chemsex : des centaines voire des milliers de partenaires sexuels différents et inconnus, des pratiques très hard, du chemsex, du sexe *trash* et l'utilisation de drogues diverses, comme la méthamphétamine, le GHB et le 3MMC. Je ne citerai pas d'extraits de ce livre. Ceux que cela intéresse d'un point de vue anthropologique, sociologique, médical ou historique, pourront le lire.

Une intéressante interview de l'auteur par Gaspard Dhellemes a été publiée dans *Vanity Fair* le 4 janvier 2022. L'auteur revient sur son livre : « J'identifie ce livre à un tel gouffre, à un tel puits sans fond. C'est impossible pour moi de le relire – la seule idée me crispe. » L'auteur raconte sa lente descente aux Enfers en des termes qui rappellent ceux de l'héroïnomane des années 1970 : « La mort désormais n'est plus loin. Elle ne se contente plus de me chatouiller les orteils. Pour la première fois, voici sa porte grande ouverte, m'appelant de ses vœux. » Et l'auteur est décrit comme terrifié à l'idée que n'importe quel lecteur puisse avoir accès à une « intimité impensable ». « Pourquoi me suis-je enfermé dans ce piège ouvert ? À ce moment-là, il y a vraiment une partie de moi qui se dit : On m'a autorisé à publier ce livre sur un malentendu, comme on laisse un fou crier. Tu t'es laissé entraîner dans une folie et tu as contaminé les autres. » Le livre fait… 2 304 pages. Quand les historiens se pencheront sur ce monument, il ne faudra surtout pas qu'ils croient qu'il s'agit d'un « garçon d'aujourd'hui ». Ou alors c'est un garçon bien différent des autres. D'un point de vue historique, ce livre traduit aussi l'impasse de cette sexualité, le terme ultime de la révolution sexuelle des années 1970.

Les effets secondaires des médicaments existent aussi pour le chemsex, et ils peuvent être sévères voire mortels… Ils dépendent des médicaments. On estime à une vingtaine le nombre de décès liés au chemsex depuis 2008. Les accidents cardiovasculaires ne sont pas rares avec certains produits (cocaïne, nitrites). Presque tous les produits ont des effets indésirables d'ordre psychique, ce qui n'est pas très surprenant pour des psychotropes. Il vaut mieux en contrôler l'usage. Les effets indésirables de ces drogues sont désignés sous des termes divers. Le *craving* est le désir puissant voire compulsif de consommer la drogue, un phénomène autrefois désigné sous le terme de « manque » quand il concernait les toxicos des années 1980. La possibilité d'épisodes délirants aigus (dénommés « pharmacopsychoses ») est redoutable car elle peut conduire à faire n'importe quoi. Un être délirant relève d'une prise en charge en psychiatrie d'urgence ; le risque principal est le suicide. La « descente », soit les deux jours qui suivent, est difficile avec la plupart de ces produits, période marquée par la tristesse, l'anxiété et les idées suicidaires. La dépendance au produit évolue vers l'addiction avec son cortège de conséquences sociales, des difficultés professionnelles, un isolement progressif et un appauvrissement du réseau d'amis de plus en plus centré sur les partenaires du chemsex.

Les pouvoirs publics ont fini par prendre la mesure du problème qui est traité un peu de la même manière que celui des toxicomanes. Les analogies sont frappantes entre les « chemsexeurs » des années 2020 et les toxicos des années 1980 : « plan », *shoot*, *slam*, *flash*. On parle d'ailleurs ici aussi de réduction des risques, l'abstinence complète immédiate étant d'autant plus difficile qu'elle sera associée à l'impression d'arrêt de la sexualité. Les problématiques liées au chemsex sont inscrites dans la stratégie nationale de santé sexuelle (2017- 2030), une offre de santé sexuelle globale visant à réduire les risques de dommages du chemsex et de MST. Pour limiter les risques de ces produits, il est conseillé d'être entouré de personnes connues en qui on peut avoir une confiance totale (en cas de pépin). Il faut consommer en petite quantité et ne pas mélanger avec de l'alcool et d'autres médicaments comme les antidépresseurs ou les benzodiazépines. Malheureusement, la composition des comprimés n'est pas toujours connue avec certitude. On peut y trouver n'importe quelle amphétamine, de la caféine, des anabolisants voire du LSD (jamais commercialisé, autrefois très populaire chez les hippies) ou une autre drogue hallucinogène retirée du commerce pour ses effets indésirables, la phencyclidine, surnommée *angel dust* (« poussière d'ange »), ou « drogue du zombie ». C'est une drogue redoutable peu courante en France, au contraire des États-Unis. Elle est responsable d'états délirants qui ont abouti à des suicides ou des meurtres. Dans les grands événements festifs, des associations viennent vérifier la composition des comprimés disponibles sur les lieux, car la quantité de principe actif peut varier grandement et d'autres drogues peuvent y être associées. Mais rien de tel n'existe dans les « plans » de sexe en groupe.

Slam

Le slam est le mode injectable (par voie intraveineuse) du chemsex. Seuls certains produits sont injectables et l'effet est plus rapide. Le terme *slam* est emprunté à la langue anglaise et signifie « claquer ». Il n'est pas sans rappeler le *flash* à l'héroïne des plans *shoot* des années 1970-1980. *Flash ou le grand voyage*, le roman autobiographique de Charles Duchaussois, date de 1971. Une terminologie différente pour qualifier cette montée très rapide vers un plaisir éphémère dont l'intensité orgasmique appelle certaines personnes frustrées ou prédisposées à y revenir.

L'administration intraveineuse expose évidemment au risque d'infections transmissibles par voie sanguine, les bien connues hépatites virales B et C (voir troisième partie). L'hépatite C est fréquente chez les slameurs. Elle doit être dépistée régulièrement et traitée systématiquement pendant douze semaines. Les réinfections sont possibles. On joue quand même avec le feu… et, à 28 000 euros le traitement, avec les fonds de la Sécurité sociale. La PrEP n'est pas censée protéger de risques infectieux émergents. Et si une personne infectée par le VIH contrôlée sur le plan virologique (avec une charge virale indétectable) ne transmet pas le VIH par voie sexuelle, qu'en est-il de la voie intraveineuse ?

Les PrEPeurs slameurs des années 2020 sont différents des toxicos des années 1980. Les seconds sont devenus bien informés des modes de transmission sanguine et de la manière de s'en prémunir par des pratiques d'injections stériles grâce au Stéribox, trousse de réduction des risques, destinée aux usagers de drogues par voie injectable et distribué en pharmacie depuis 1994. Cela a permis d'éviter beaucoup d'infections dans cette population. Ce n'est malheureusement pas toujours le cas des jeunes slameurs. Il faut y prêter attention. Les préventions de la transmission sexuelle et sanguine doivent ici se combiner. Et elles relèvent rarement des mêmes spécialistes, addictologues d'un côté, VIHologues de l'autre.

Quand je repense aux années « sex, drug and rock and roll » des années pré-sida, je ne peux m'empêcher d'être inquiet pour la santé publique. Il est rare de trouver les deux modes de transmission, sexuelle et sanguine, dans une même population. Quelle infection peut en résulter, au risque de se propager dans la population des PrEPeurs slameurs, puis des PrEPeurs non slameurs, puis des gays ni slameurs ni PrEPeurs, puis des hétérosexuels ? Mieux vaut ne pas croire en la répétition de l'histoire…

Prévention diversifiée

La prévention diversifiée est la combinaison de six différents moyens de prévention où le médicament tient une place importante. On y retrouve, placés au même niveau de recommandation, le dépistage, le préservatif, le matériel d'injection unique (Stéribox), la prophylaxie ou traitement post-exposition (PEP ou TEP), la prophylaxie pré-exposition (PrEP), et le traitement des personnes dépistées et trouvées infectées (TasP pour *treatment as prevention*). La prévention médicamenteuse avant exposition (PrEP) et après exposition (PEP) y tient une place de plus en plus importante. Quant au préservatif, il semble être oublié… Il semble même pouvoir être oublié par les autorités de santé.

Ainsi, dans les recommandations de la très officielle agence Santé publique France[1], en 2020, on pouvait lire : « Aujourd'hui, plusieurs stratégies de prévention sont disponibles, c'est ce qu'on appelle la prévention diversifiée : la PrEP (prophylaxie pré-exposition), le TPE (traitement post-exposition), le TasP (ou traitement comme prévention) pour les personnes séropositives, et le dépistage qui permet de bénéficier rapidement d'un traitement si une infection est diagnostiquée. » Pas de trace du préservatif dans ce paragraphe récapitulatif !

Les concepteurs préoccupés à juste titre par le VIH en oubliaient les autres IST, et le préservatif qui fait pourtant bien partie de la panoplie de la prévention diversifiée. Dans une lettre à l'éditeur d'*Eurosurveillance*[2], j'ai fait remarquer en 2019 aux auteurs de Santé publique France que pas une seule fois ils n'avaient cité

1. https://www.santepubliquefrance.fr/maladies-et-traumatismes/infections-sexuellement-transmissibles – juin 2020.

2. Euro Surveill. 2019 ; 24 : 1900171.

le condom ou le safer sex parmi toutes les mesures de prévention des IST.

La santé sexuelle (années 2020)

En France, les pouvoirs publics ont établi un plan intitulé « Stratégie nationale de santé sexuelle (2017-2030) », censé être une offre de santé sexuelle globale, visant « à placer l'éducation à la sexualité et à la santé sexuelle des plus jeunes au cœur de leur parcour éducatif en santé ». Une idée louable quand on voit qu'en 2006 plus de 50 % des femmes et hommes âgés de moins de vingt ans n'avaient jamais entendu parler d'IST ou de VIH avant leur première relation sexuelle. La *Stratégie nationale de santé sexuelle. Agenda 2017-2030* est un document de soixante-quatorze pages émanant du ministère de la Santé et des Affaires sociales, qui a été présenté en mars 2017 par la ministre de la Santé, Marisol Touraine. Il est accessible en ligne[1].

Les objectifs sont les suivants : « 1/ placer l'éducation à la sexualité et à la santé sexuelle des plus jeunes au cœur de leur parcours éducatif en santé. Outre les connaissances biologiques, la réflexion porte aussi sur le respect mutuel, l'égalité femmes-hommes, la réciprocité et le consentement des relations à l'autre ; 2/ assurer la promotion de la contraception et la prévention des IST prévue par la convention médicale 2016-2021 pour les jeunes filles mineures, et préparer son extension, à

1. solidarités-sante.gouv.fr

terme, pour les garçons ; 3/ maintenir une attention particulière pour les populations vulnérables ou exposées au VIH en renforçant notamment la prévention diversifiée : accompagner et sécuriser l'accès à la PrEP pour certains publics, faciliter l'accès au TPE pour le VIH et le virus de l'hépatite B ; 4/ renforcer et diversifier la prévention des IST et du VIH par la promotion de dispositifs adaptés aux personnes et à leur situation. Le préservatif reste l'outil de prévention privilégiée. De nouvelles stratégies de dépistage seront déployées et des actions seront mises en place pour augmenter la couverture vaccinale contre le virus de l'hépatite B et les papillomavirus ; 5/ promouvoir la recherche et l'innovation en santé sexuelle. » Le comité de pilotage de la stratégie est confié, une fois encore, à un spécialiste du sida retraité depuis longtemps, mais certainement bien introduit dans les cercles ministériels.

Aujourd'hui en France, la prise en charge des IST, gratuite et anonyme, relève des CEGIDD, Centres gratuits d'information, de dépistage et de diagnostic des infections par les virus de l'immunodéficience humaine (VIH), des hépatites virales et des infections sexuellement transmissibles (IST). Ces centres, créés par un arrêté ministériel de juillet 2015, se sont mis en place à partir de janvier 2016. La mission des CEGIDD inclut : 1/ traitement gratuit des IST ; 2/ accueil et prise en charge des accidents d'exposition sexuelle (AES) ; 3/ accueil et prise en charge des accidents d'exposition à un risque viral ; 4/ consultation psychologique ; 5/ consultation de sexologie ; 6/ consultation sociale ; 7/ consultation PrEP ; 8/ vaccinations contre l'hépatite A, l'hépatite B, et les papillomavirus ; 9/ consultation de psycho-traumatologie pour les personnes victimes de violences ; 10/ dépistage systématique des futurs pères en partenariat avec la maternité ; 11/ distribution de matériel de prévention (préservatifs et gels en particulier). Mais toutes ces offres ne se retrouvent pas dans tous les CEGIDD. Ceux-ci sont principalement orientés sur la prise en charge des IST, la prescription de la PrEP et les vaccinations.

Quant à l'OMS, elle définit la santé sexuelle selon trois critères : 1/ la capacité à bien vivre sa sexualité ; 2/ être libre de toute honte, peur, culpabilité ou tout autre facteur inhibant la sexualité et les relations sexuelles ; 3/ ne pas avoir de maladies ou de déficiences qui interfèrent avec les fonctions sexuelles et reproductives. Ainsi la santé sexuelle est liée aux droits humains, montrant que l'on ne peut faire de bonne prévention sans amélioration des droits humains, surtout lorsqu'ils sont remis en cause, comme cela est toujours le cas chez les gays et les personnes transgenres dans beaucoup de pays.

En France, les gays ont pris en main le champ de la santé sexuelle et en ont fait un moyen de lutte contre les discriminations dont ils ont été victimes. Dans la plupart des pays développés, les principales IST (gonococcie, syphilis, infection VIH) sont observées chez les hommes et pour la plupart ils sont HSH. Pour autant, il ne faut pas perdre de vue que la santé sexuelle est l'épanouissement sexuel de tous et la lutte contre toutes les IST. Il faut donc que les hétérosexuels puissent investir aussi la santé sexuelle. Il est des pays où la spécialisation en IST requiert un complément d'études, avec l'apprentissage de compétences en dermatologie, gynécologie, infectiologie, endocrinologie, urologie, sexologie, santé publique et psychologie. Nous devrions tendre en France vers une acquisition de compétences de cette sorte. Nous en sommes loin.

Deuxième partie

DEUX INFECTIONS SEXUELLEMENT TRANSMISSIBLES

Il existe plus d'une vingtaine d'agents infectieux responsables d'IST. Mais nous évoquerons seulement, dans cette deuxième partie, les deux maladies d'importance historique : syphilis, et infection VIH/sida. Le sujet des autres IST sera abordé dans la dernière partie pour celles d'entre elles ayant une importance en termes de santé publique.

Comment situer historiquement, pour l'Europe, l'infection VIH par rapport aux deux autres IST historiques ? La gonococcie est tellement ancienne qu'elle était déjà présente au moment des premières écritures. La syphilis est certainement arrivée à la fin du XVe siècle en provenance du Nouveau Monde. Et l'infection VIH est apparue au début des années 1900 en Afrique centrale, puis dans les pays européens dans les années 1980 après un détour par les États-Unis et Haïti où le virus était arrivé dès 1967.

Syphilis et gonococcie sont liées à des bactéries qui donnent toutes deux principalement des signes génitaux alors que le virus VIH passe par là mais ne donne habituellement pas de signes génitaux. C'est juste sa porte d'entrée dans l'organisme. Surtout gonococcie et syphilis ont des durées d'incubation courtes (respectivement quelques jours et quelques semaines) au contraire de l'infection par le VIH qui évolue sans symptômes pendant des années avant de déboucher sur le sida.

5

Du péril vénérien aux IST

Les IST sont des infections dont l'agent responsable, bactérie, virus, parasite ou champignon, se transmet par voie sexuelle, ce qui n'empêche pas d'autres modes possibles de transmission comme la voie sanguine ou de la mère au fœtus. Au fil du temps, de telles maladies ont été dénommées maladies vénériennes (par analogie avec le « péril vénérien »), puis à partir des années 1960 maladies sexuellement transmissibles (MST), et plus récemment encore, à partir des années 2000, infections sexuellement transmissibles (IST). Avec IST, on prend en compte le fait que des personnes infectées, et donc potentiellement contagieuses, ne sont pas toutes malades. Car ces infections sont transmises par des personnes le plus souvent asymptomatiques, certaines d'entre elles ne se sachant même pas infectées. Ce portage asymptomatique rend la prévention des IST plus difficile sur le plan collectif car elle nécessite leur dépistage systématique, une situation délicate. Mais en réalité la plupart des informations historiques concernent les MST, pas les IST, notion trop nouvelle. Je parlerai donc autant voire plus de MST que d'IST, notamment quand je parlerai de maladies ou de malades.

Présentation générale des MST

Pour simplifier, les MST comprennent deux grandes catégories de maladies. La première recouvre les maladies à présentation génitale responsables de signes exclusivement locaux : ulcérations génitales (comme le chancre de la syphilis, l'ulcération du chancre mou ou l'érosion de l'herpès), écoulements génitaux (comme la « chaude-pisse » du gonocoque ou les brûlures urinaires des infections à chlamydia ou à mycoplasmes), et végétations vénériennes (condylomes). La seconde catégorie regroupe des maladies générales dont la porte d'entrée est génitale, mais les symptômes autres que génitaux. On trouve dans cette catégorie le sida, l'hépatite virale B, la syphilis, et d'autres. Mais la syphilis est aussi responsable d'ulcérations génitales. Donc cette distinction est arbitraire car des MST au tropisme génital peuvent avoir des conséquences générales, et les maladies générales peuvent aussi avoir des symptômes génitaux. Sans compter les complications locorégionales qui ont un impact important en termes de santé sexuelle ou de stérilité féminine.

La gonococcie est la plus ancienne des MST. L'humanité a toujours connu cette maladie, identifiée dès l'Antiquité. La gonococcie a apparemment suivi l'homme depuis qu'il s'est sédentarisé. On en a retrouvé la trace dès le début de l'écriture, plusieurs siècles av. J.-C. La gonococcie a fait l'objet d'inoculations humaines « volontaires ». Les MST ont en effet été parmi les maladies les plus fréquemment inoculées, dans la transgression totale du principe hippocratique *primum non nocere* (« avant tout ne pas nuire ») quand il s'agissait de personnes bien portantes. Et ce mode de recherche a atteint son apogée en matière de MST au XIXe siècle en France et au Royaume-Uni.

La syphilis est beaucoup plus récente. Elle est arrivée en Europe par des voyageurs, en l'occurrence des soldats, au retour de la redécouverte des Amériques par Christophe Colomb, hypothèse la plus souvent retenue à ce jour. Mais le débat n'est toujours pas tranché définitivement. La syphilis, à son arrivée en Europe, était une maladie si effroyable qu'elle a été dénommée la « grande vérole » (par opposition à la « petite vérole », la variole, une maladie disparue aujourd'hui). La syphilis est apparue lors du siège de Naples, en 1495, et s'est ensuite diffusée en Europe par les armées et les bordels de campagne, les mercenaires et les prostituées, avant de faire des ravages dans le monde entier. Elle a ensuite été contrôlée par l'arrivée de la pénicilline à partir de 1945, avant d'être responsable d'épidémies chez les homosexuels dans les années qui ont précédé le sida. Nous aborderons la syphilis par le biais des expérimentations humaines (plus ou moins volontaires), inoculations suivies de traitement chez les détenus de la prison de Sing Sing (New York) ou non suivies de traitement chez des Afro-Américains de Tuskegee (Alabama). Ces études scandaleuses, notamment celle de Tuskegee où des syphilitiques ont été observés pendant près de trente ans sans être traités, sont à la base de l'établissement des règles d'éthique en cours aujourd'hui.

Quant au sida, il est apparu relativement brutalement au début des années 1980 chez les homosexuels mais aussi les transfusés de produits sanguins (notamment les hémophiles), les héroïnomanes par voie intraveineuse et les migrants principalement d'origine africaine (en France) ou haïtienne (aux États-Unis). Mais le virus de l'immunodéficience humaine (VIH), responsable du sida, était en fait apparu des décennies plus tôt. Nous verrons comment il a été disséminé par les voyageurs et les migrants à partir de la forêt camerounaise où il est passé du singe à l'homme dans les années 1900-1920. Nous verrons ensuite comment le VIH a donné le sida et diffusé dans tout le monde occidental par les voyageurs et les produits du commerce du sang. Chez les non-migrants, il s'agissait surtout de personnes homosexuelles, toxicomanes et transfusées, tandis que chez les migrants originaires d'Afrique, nous avions plus affaire à des hommes ou femmes sans facteur d'exposition au risque autre que des relations sexuelles. Quoi qu'il en soit, le dénominateur commun de cette diffusion est le mot « sexe » même s'il est de plus en plus certain que le commerce du sang a eu une lourde responsabilité dans l'extension de l'épidémie, notamment aux États-Unis, à partir de la plaque tournante du tourisme sexuel et du sang contaminé qu'était Haïti. Quelques décennies plus tard, on peut résumer cette épidémie de sida en un chiffre : quarante millions de morts !

Le mal vénérien

Le mal vénérien fait allusion à Vénus, déesse de l'amour et de la beauté dans le monde romain. Jusqu'au milieu du XIXe siècle, les MST, et notamment les deux principales, syphilis et gonococcie, sont regroupées sous le nom de « mal vénérien ». L'ensemble des MST est alors réduit à une seule maladie. Pourquoi « virus vénérien » ? « Virus » au sens ancien de « poison » et « vénérien » pour rendre compte du mode de transmission sexuelle, dénominateur commun à toutes ces infections. Quant à l'examen clinique, il était sommaire, surtout en dessous de la ceinture, et quasi inexistant chez les femmes. Le spéculum a commencé à être utilisé à partir des années 1850. On ne pouvait donc pas se fier à l'examen clinique. Pourtant la « chaude-pisse » (gonococcie) et la syphilis ont bien été distinguées quand la syphilis a été identifiée en Europe à partir de 1496. Les deux maladies sont de fait très différentes. Mais cette distinction s'est perdue au cours des siècles suivants sans que l'on en comprenne vraiment les raisons.

Le nom de « mal vénérien » semble apparaître, pour la première fois, en latin, en 1527, dans ce qui est considéré comme le premier livre français de vénéréologie[1] par Jacques de Béthencourt. Ainsi les précurseurs de la vénéréologie avaient bien identifié, dès le XVIe siècle, les

1. *Nova pœnitentialis Quadragesima nec non Purgatorium in morbum gallicum sive venereum ; una cum dialogo aqua : argenti ac Iigni Guaiaci colluctâtium super dicti morbi curationis prælatura.*

différentes MST que sont la gonococcie et la syphilis. Mais bizarrement, cette distinction disparaîtra pendant les deux siècles suivants peut-être en raison d'une diminution du nombre de cas de MST ou d'une orientation des médecins vers d'autres périls que vénériens. Car une accalmie semble s'installer sur le front du péril vénérien à partir de la fin du XVIIe siècle et tout au long du XVIIIe. Et un amalgame va se faire entre les différentes MST, qui vont être regroupées sous l'expression « mal vénérien ».

On arrive ainsi au début du XIXe siècle en confondant toutes les MST. À cette époque, les patients ne sont pas examinés et la classification des maladies est alors basée sur l'harmonie des fluides et des solides. Dans ce contexte, les lésions génitales sont attribuées à une « irritation » et considérées comme contagieuses. Les lésions autres que génitales sont considérées comme étant dues à la « sympathie » et non contagieuses, et les manifestations de la syphilis étaient confondues avec les effets du traitement par le mercure. Quatre questions se posent alors aux spécialistes. La chaude-pisse est-elle due à la syphilis ? Le chancre (ou ulcération génitale) mou et le chancre induré sont-ils dus à la même maladie (en l'occurrence la syphilis) ? Les manifestations cutanées secondaires de la syphilis sont-elles contagieuses ? Et peut-on immuniser ou vacciner contre la syphilis ? Rappelons que la vaccination contre la variole par Edward Jenner date de la fin du siècle précédent. L'observation clinique (les femmes commencent à être examinées) et les inoculations (plus ou moins volontaires) vont permettre de répondre à ces questions.

Les inoculations plus ou moins volontaires

Les premiers progrès dans la compréhension des MST datent des inoculations d'agents pathogènes au XIXe siècle. Le principe consiste à administrer à un « volontaire » une sécrétion pathologique ou le pus prélevé d'une lésion de peau ou de muqueuse. Les intérêts potentiels sont les suivants : 1/ observer l'histoire naturelle de la maladie ; 2/ immuniser un bien-portant pour l'empêcher d'attraper la maladie correspondante (principe à la base de la vaccination) ; 3/ immuniser un malade pour lui permettre de guérir de la maladie (principe à la base de l'immunothérapie). Elles sont, au XIXe siècle, le fait de chirurgiens ou de dermatologues anglais, français et allemands. Car les premières cliniques des maladies vénériennes, ou hôpital des vénériens, apparaissent au début du XIXe siècle à Paris, Lyon, Marseille et Bordeaux.

Les personnes inoculées appartenaient à trois catégories. La première est celle des bien-portants éclairés : les professeurs de la faculté de médecine, inventeurs de la technique, et leurs élèves qui ne devaient pas avoir beaucoup le choix s'ils voulaient faire une belle carrière. La deuxième est celle des bien-portants non éclairés : on permettait ainsi aux forçats et aux condamnés à mort de racheter leur faute. Mais certains en ont « bénéficié » au titre d'une prévention qui s'est avérée inefficace. La troisième est celle des malades qui ne savaient plus à quel saint se vouer en l'absence de traitement efficace. L'inoculation, plus ou moins volontaire, a toujours intéressé les médecins et les chercheurs, et cela continue. Le modèle humain est irremplaçable. Et, en maladie infectieuse, on a toujours l'espoir, depuis la vaccine et la variole, que l'immunité naturelle ou acquise puisse empêcher la maladie. Ces expérimentations humaines sont parvenues à leur paroxysme pendant la Seconde Guerre mondiale dans les camps de la mort nazis. Mais cela a encore été fait récemment avec la Covid (en l'absence de tout traitement) et aussi avec une partie du virus du sida en Afrique à la fin des années 1980. Il s'agit d'une véritable dérive quand il n'y a pas de bénéfice personnel direct et que, de surcroît, il n'y a pas de traitement. Beaucoup d'inoculés du XIXe siècle sont morts de la maladie infectieuse inoculée, comme nous le reverrons. Il y en a même qui ont donné leur nom à la maladie dont ils sont morts après se l'être inoculée.

Le deuxième pas dans la maîtrise des MST a été la découverte des agents infectieux responsables et leur identification à la fin du XIXe et au début du XXe siècle. Mais il faudra attendre les années 1930 pour traiter la gonococcie par les sulfamides et les années 1940 pour prouver l'efficacité de la pénicilline contre la syphilis.

C'est Claude Bernard (1813-1878) qui a posé les règles de l'expérimentation en médecine (*Introduction à l'étude de la médecine expérimentale*, publiée en 1865). Les expérimentations ont surtout concerné les animaux mais l'expérimentation humaine a également été pratiquée. Elle soulève évidemment des problèmes éthiques qui ne seront pas abordés avant le milieu du XXe siècle au procès de Nuremberg, et la seconde partie du XXe siècle après l'étude de Tuskegee dans la syphilis.

En attendant, l'histoire des MST a beaucoup bénéficié de l'expérimentation humaine. Cela a commencé dès la fin du XVIIIe siècle avec la gonococcie et s'est poursuivi jusqu'au XXe siècle avec la syphilis et le VIH.

Abstinence, mariage, fidélité, préservatif, exclusion

Le trépied de la prévention des MST a toujours été abstinence, mariage et fidélité réciproque (position défendue par l'Église), préservatif. Le préservatif n'a pas toujours eu bonne presse. Au XIXe siècle, il était peu disponible en dehors de milieux restreints comme les bordels, ce qui ne contribuait pas à populariser leur usage. Par ailleurs, son utilisation s'opposait aux velléités politiques de repeupler la France, après les guerres successives contre l'Allemagne du XIXe siècle et jusqu'après la Première Guerre mondiale. Enfin, il n'était pas toujours très fonctionnel. Ainsi le premier grand spécialiste français de la syphilis, Philippe Ricord (1800-1889), considérait à la fin du XIXe siècle le préservatif comme « un moyen que la morale réprouve et dans lequel la débauche a une grande confiance et qui est une cuirasse contre le plaisir et une toile d'araignée contre le danger », reprenant ainsi une formule de nos jours attribuée à Madame de Staël. Philippe Ricord a été le premier à distinguer syphilis, gonococcie et végétations vénériennes dans son livre *Traité pratique des maladies vénériennes* (1838). Mais il continuait de confondre le chancre mou et le chancre syphilitique. Un autre spécialiste de l'époque,

Charles-Paul Diday (1813-1894), affirmait au même moment que « le mariage est un préservatif ». Et un peu plus tard, Alfred Fournier (1832-1914), le deuxième grand spécialiste français de la syphilis, considérait en 1900 que l'abstinence était mieux que le préservatif, très loin d'être recommandé largement par les spécialistes de l'époque alors que la syphilis faisait pourtant rage tout au long du XIXe siècle. À la fin du XIXe siècle, on considérait que la syphilis faisait des dizaines de milliers de morts par an.

L'exclusion concerne les malades potentiellement contagieux et les prostituées. L'exclusion de ces dernières a été plus difficile à mettre en place puisque la prostitution était autorisée dans les maisons closes jusqu'à la loi Marthe Richard. À partir de 1792, malades et prostituées sont enfermés dans des hôpitaux dédiés, certains pour les hommes, d'autres pour les femmes. Entre 1870 et 1900, 700 000 prostituées sont arrêtées à Paris et enfermées à l'hôpital prison Saint-Lazare, créé en 1836. Le régime est strict, les visites interdites, les dortoirs non chauffés et l'hygiène déplorable. Les prostituées sont censées obtenir la rédemption par les privations et les souffrances physiques. Puis les hommes et les femmes seront hospitalisés dans des hôpitaux ouverts au public, mais toujours spécialisés dans les maladies vénériennes jusqu'au milieu du XXe siècle.

Sur le plan de la lutte collective contre les MST, la Société française de prophylaxie sanitaire et morale voit le jour en 1901 avec comme premier président Alfred Fournier. Son but est de promouvoir la prévention contre les maladies vénériennes. À titre d'exemple, une des thématiques débattues lors de la sixième séance du 10 décembre 1901 est : « Doit-on ou non, dans l'armée de terre et la marine, éclairer les soldats sur les dangers des affections vénériennes ? Et, si oui, quelles mesures prendre en ce sens ? » La Ligue nationale française contre le péril vénérien verra le jour en 1923. Elle supervisera les premiers dispensaires antivénériens qui ne chômaient pas à cette époque. On comptera 6 000 consultations par mois dans les seize dispensaires de Paris et de sa banlieue la première année de leur fonctionnement. Le nombre de syphilis était estimé à 8 millions en France en 1929.

Considérations morales dans l'histoire des MST

Les MST ont été associées à l'idée de mort, avec la syphilis au XIXe siècle et première partie du XXe siècle, et dans les deux dernières décennies du XXe siècle avec le sida. Pourtant les considérations morales semblent avoir été absentes du débat jusqu'au début du XXe siècle. L'intrusion de la mort dans la sexualité est matière à réflexion et je n'ai pas la culture philosophique pour m'engager dans un débat sur cette thématique morale. Je la laisse aux spécialistes parmi lesquels on peut citer Michel Foucault *Histoire de la sexualité* (1976) et Georges Bataille *L'Érotisme* (1957). Ce dernier était très concerné par le lien entre le sexe et la mort, un lien illustré par l'érotisme, image de l'interdit et de la transgression. Après eux, le livre *Le Sexe ni la mort.*

Trois essais sur l'amour et la sexualité (2012) d'André Comte-Sponville doit être retenu.

Le philosophe Michel Foucault considère que la répression sexuelle a duré du XVIe siècle aux années 1960, années de la libération sexuelle. Mais l'historien contemporain Robert Muchembled distingue plutôt une alternance de périodes de répression et de liberté sexuelle, les périodes de contraintes étant généralement associées à des dérives morales et sexuelles, comme si le sexe était une échappatoire à la pression morale et religieuse. Aux XVIe et XVIIe siècles, la liberté sexuelle, comme l'homosexualité ou le libertinage (surtout quand il était féminin), a été plus sévèrement réprimée du fait du durcissement du catholicisme. Au XVIIIe siècle, siècle de Casanova (1725-1798) et du marquis de Sade (1740-1814), l'élite aristocratique est libertine et soutient la littérature érotique ou pornographique. Au XIXe siècle, la France nage en pleine hypocrisie, entre la sacralisation du mariage, et le développement de la prostitution et de la vie nocturne. D'un côté, les bordels pullulent et les guides du Paris libertin ont un franc succès. De l'autre, le code civil affiche « l'outrage aux bonnes mœurs », les prostituées non encartées sont emprisonnées et les livres érotiques enfermés dans les bibliothèques. C'est l'âge d'or de la syphilis. Le XXe siècle est le siècle de la libération sexuelle, mais celle-ci s'est faite progressivement avec des hauts et des bas correspondant aux grandes périodes de crises.

Les considérations morales se font plutôt discrètes de nos jours. La PrEP a provoqué quelques débats, vite étouffés. Soulever des considérations morales, comme je le fais dans ce livre, reste d'ailleurs risqué. Il faut réapprendre Rabelais à nos futurs médecins : « Science sans conscience n'est que ruine de l'âme. » Cela reste évidemment très vrai de nos jours. Comme cela l'a été à chaque fois que la société prenait conscience du potentiel très mortel des MST : période du « péril vénérien » de 1870 à 1950, jusqu'à l'arrivée de la pénicilline, traitement de la syphilis ; période 1980-2000 jusqu'à l'arrivée des trithérapies, traitement du sida. Deux périodes où les considérations médicales se mêlaient inextricablement aux considérations morales. Car ces deux maladies mortelles étaient associées à des pratiques sexuelles réprouvées par la morale : pour la syphilis, la prostitution jusqu'à son apogée avec les bordels parisiens et, pour le sida, l'homosexualité dans sa forme hypersexuelle, attachée à de multiples partenaires. Ces pratiques avaient beau être réprouvées par la morale, elles étaient de fait largement tolérées pour ne pas dire encouragées pour des raisons, entre autres, financières. C'était une belle source de profits pour certains. Ce système bénéficiait aussi à d'autres personnes, au premier rang desquels ses utilisateurs, dont certains étaient suffisamment bien placés pour bloquer toute remise en cause. On observe le même phénomène aujourd'hui pour des raisons maintenant autant économiques que politiques, certains lobbies étant particulièrement actifs, et bien représentés, jusqu'aux plus hauts niveaux du pouvoir.

6

Syphilis

La syphilis est la plus emblématique des IST. L'histoire de la syphilis recoupe celle des cinq derniers siècles et celle du sida dans la deuxième partie du XXe siècle. Elle est associée à la découverte du Nouveau Monde, aux bordels de campagne, à la prostitution et aux maisons closes, et maintenant à l'homosexualité et aux lieux de rencontres gays. Dans son cortège, on trouve morale et culpabilité. Elle a semé la terreur au point d'être appelée « grande vérole », par opposition à la « petite vérole », la variole, une maladie pourtant bien sévère. C'est la maladie de grands artistes, écrivains, philosophes, hommes politiques… Elle est toujours active partout dans le monde et même en recrudescence dans les pays occidentaux. Et son histoire est aussi marquée par deux grands scandales médicaux. Bref, c'est autre chose que la millénaire chaude-pisse.

Si l'on fait abstraction des grandes épidémies et de la tuberculose, on peut dire que la syphilis a dominé la pathologie et les préoccupations médicales jusqu'à l'arrivée de la pénicilline, au milieu des années 1940. Elle était alors la maladie emblématique de la dermatologie, au point qu'on parlait de dermatologie et syphilographie, de dermatologues et syphiligraphes. Il était classique de dire aux futurs dermatologues : « Connaissez la syphilis et vous connaitrez la dermatologie », tellement la maladie était fréquente et associée à des formes cliniques inhabituelles, d'où le nom de « grande simulatrice » qui lui a été attribuée par les médecins au cours du temps. Mais il n'est pas question ici d'enseigner la syphilis, juste d'en faire l'apprentissage par quelques faits historiques.

Historique de la syphilis

L'histoire de la syphilis a fait l'objet de dizaines d'ouvrages. En reprenant et en prolongeant les mots de Claude Quetel (*Le Mal de Naples. Histoire de la syphilis*, Seghers, 1986), on peut diviser l'histoire de la syphilis en autant de siècles traversés : « Terreur absolue » dès son apparition en Europe en 1495 et tout au long du XVIe siècle, « Conspiration du silence » au XVIIe siècle, « Appropriation médicale » au XVIIIe siècle, « Hautes eaux de la peur et de la prophylaxie » et « Impasse thérapeutique » au XIXe siècle et jusqu'à la première moitié du XXe siècle (à l'arrivée de la pénicilline vers 1945). Je rajouterai « Éclaireur annonciateur du sida » dans la deuxième partie du XXe siècle, et « … de la variole du singe » dans la première partie du XXIe siècle.

La maladie a été décrite pour la première fois en 1495, quasiment simultanément en Italie et en Espagne où elle aurait été introduite au retour du Nouveau Monde par les armées, soit de Christophe Colomb en 1493, soit d'Antonio de Torres en 1494. L'hypothèse d'une origine africaine (plutôt qu'américaine) et d'une arrivée par les soldats (ou leurs accompagnatrices) de retour de la dernière croisade n'est toutefois pas totalement exclue. D'autres prétendent que la syphilis existait en Europe avant et qu'elle est devenue épidémique en France et en Italie après l'exil forcé des marranes d'Espagne (1492). En 1494, les troupes de Charles VIII, roi de France, vont rejoindre l'Italie pour lutter contre le roi de Naples, soutenu par l'armée espagnole accompagnée de son cortège de mercenaires et de prostituées (les bordels de campagne). L'épidémie de syphilis fait d'abord son apparition parmi les troupes qui assiègent Naples, puis se dissémine en Italie après la prise de Naples par l'armée française le 22 février 1495. L'épidémie va ensuite toucher rapidement toute l'Europe au gré de la dispersion des mercenaires des armées françaises et espagnoles. Chacun va en rejeter la responsabilité sur l'ennemi de l'époque. Ainsi la syphilis était dénommée « mal de Naples » (ou mal italien) par les Français, « mal français » par les Italiens (*morbus gallicus*), « variole française » par les Anglais (*french pox*), et « mal espagnol » par les Belges et les Hollandais. Elle sera finalement nommée « syphilis » par hommage à un médecin et philosophe italien, Girolamo Fracastoro (1478-1553), qui écrit sous forme de poème « Syphilis sive de morbo gallico » en 1539.

À la fin du XVIe siècle, la syphilis est une maladie sévère dont la forme clinique la plus fréquente évoque la syphilis maligne, une maladie potentiellement mortelle. Elle emporte en 1547 François Ier, contaminé par la « belle ferronière », une de ses amantes, elle-même volontairement infectée par son mari jaloux. Puis, au cours des siècles, l'expression de la syphilis et son évolution naturelle se sont modifiées pour aboutir à un état d'équilibre entre l'hôte et la bactérie. Mais la maladie continue de tuer.

Maupassant, Flaubert, Daudet et la syphilis

S'il fallait se convaincre de l'importance des IST comme vecteurs de maladie et de mort, sans attendre l'apparition du sida, il suffirait d'énumérer les morts célèbres de la syphilis dont la plupart au XIXe siècle. Des peintres (Édouard Manet en 1883, Henri de Toulouse-Lautrec en 1901, Paul Gauguin en 1903, …), des écrivains (Charles Baudelaire en 1867, Jules de Goncourt en 1870, Guy de Maupassant en 1893, Alphonse Daudet en 1897), des musiciens (Franz Schubert en 1828, …) et des personnages politiques ont contracté la syphilis en allant au bordel. En 1860, elle aurait tué 120 000 personnes en France. Et d'autres (Gérard de Nerval, Arthur Rimbaud, Alfred de Musset, Gustave Flaubert, Karen Blixen, Friedrich Nietzsche, Ludwig van Beethoven…) sont morts d'autres maladies (ou suicidés) mais avec la syphilis. Cette dernière ne tuait pas toutes les personnes qui l'avaient contractée. Je retiendrai trois auteurs qui illustrent, me semble-t-il, la réalité de la syphilis et des IST au XIXe siècle.

On doit à Guy de Maupassant (1850-1893) une version enthousiaste de l'annonce de son diagnostic de syphilis et un passage en revue des différentes IST de l'époque.

Il écrit à son ami Robert Pinchon le 2 mars 1877 : « Tu ne devineras jamais la merveilleuse découverte que mon médecin vient de faire en moi… La vérole… J'ai la vérole ! Enfin la vraie, pas la misérable chaude-pisse, pas l'ecclésiastique cristalline, pas les bourgeoises crêtes de coq, les légumineux choux-fleurs, non, non, la grande vérole, celle dont est mort François Ier. Et j'en suis fier, malheur, et je méprise par-dessus tout les bourgeois. Alléluia, j'ai la vérole, par conséquent, je n'ai plus peur de l'attraper ! … » La syphilis lui pourrira les dernières années de sa vie et il mourra d'une forme neurologique de la maladie à quarante-deux ans.

Ami de Guy de Maupassant, Gustave Flaubert (1821-1880) fait le récit de l'acquisition de sa syphilis, au cours de son *Voyage en Orient* de 1849 à 1851, dans le bassin méditerranéen jusqu'à Istanbul, destination orientale mythique. À l'un de ses plus fidèles amis, Louis Bouilhet, il écrit d'Istanbul le 14 novembre 1850 : « Il faut que tu saches, mon cher monsieur, que j'ai gobé à Beyrouth… Je m'en suis aperçu à Rhodes, patrie du dragon… VII chancres, lesquels ont fini par se réunir en deux, puis en un. Chaque soir et matin je pansais mon malheureux vi [*NDA* : pénis en vieux français]. Enfin cela s'est guerry. Dans 2-3 jours la cicatrice sera fermée. Je me soigne à outrance. Je soupçonne une Maronite de m'avoir fait ce cadeau, mais c'est peut-être une petite Turque. Est-ce la Turque ou la Chrétienne, qui des deux ? Problème ? Pensée !!! Rien n'est bon pour la santé comme les voyages… » Au moins, il semblait avoir le sens de l'humour. Gustave Flaubert décédera d'une hémorragie cérébrale en mai 1880 à l'âge de cinquante-huit ans.

Alphonse Daudet (1840-1897) a fait une terrible description des manifestations neurologiques douloureuses de la syphilis dans un livre entièrement dédié : *La Doulou*, ouvrage posthume paru en 1930 mais rédigé à partir de 1887, le journal de sa maladie, écrit « sous la dictée de la douleur ». Il avait contracté la syphilis très jeune, à dix-huit ans selon certains, vingt ans selon d'autres, en tout cas dans un bordel parisien. Il en est mort à cinquante-sept ans après une décennie de douleurs fulgurantes dues au tabès, une forme de neurosyphilis.

Le tréponème pâle abandonné à tort

L'agent pathogène, responsable de la syphilis, est le tréponème pâle, découvert en 1904. Le diagnostic actuel repose sur la PCR qui n'est pas d'usage courant et ne donne pas de diagnostic en urgence, alors que l'on a disposé pendant des décennies de la possibilité de faire ce diagnostic en quelques minutes.

Effectivement, la bactérie était directement identifiée au microscope dans les secrétions issues de lésions cutanées ou muqueuses. Il fallait juste un microscope particulier, dit à fond noir, un prélèvement de qualité, un microscopiste qualifié et un temps d'examen suffisamment long, nécessaire pour trouver la bactérie. Mais le temps est compté maintenant que l'examen biologique se doit d'être le plus rentable possible, techniquement facile, au mieux automatisable, et prenant le moins de temps possible. À la fin des années 2010, cet examen direct a donc été supprimé de la nomenclature et n'est ainsi plus pris en charge par la Sécurité sociale. Le moment ne pouvait être plus mal choisi car on était en pleine recrudescence de la syphilis. Comme il n'est plus remboursé, il n'est plus pratiqué sauf par quelques nostalgiques qui acceptent de travailler gratuitement pour le plaisir d'un bon exercice de l'art médical. On est obligé de compter sur la sérologie qui a comme défaut principal de devenir positive plusieurs jours après l'apparition de la lésion cutanée, d'être difficile à interpréter, notamment en cas de rechutes, et de ne pas permettre de diagnostic rapide. Pour des raisons financières on ne peut donc plus faire le diagnostic correct de la syphilis en identifiant directement et rapidement l'agent pathogène. Et force est maintenant de traiter toute ulcération génitale comme si c'était une syphilis. On n'a même plus besoin de réfléchir.

Une transmission pas seulement sexuelle

La bactérie responsable, *Treponema pallidum*, se transmet avant tout par voie sexuelle. La contagiosité est estimée à environ un tiers des personnes exposées à une personne avec une syphilis récente (de moins d'un an d'évolution). Le risque est avéré au contact de patients avec des signes de syphilis récente plutôt que ceux avec une forme latente (sans symptômes), tandis que les patients avec des formes tardives (au-delà d'un an après les premiers signes) ne sont pas contagieux.

Les deux autres modes de transmission sont par le sang et de la mère au fœtus. La transmission sanguine est exceptionnellement en cause depuis le dépistage systématique de la syphilis par la sérologie appliquée aux dons du sang. Le partage des seringues chez les toxicomanes intraveineux reste un mode de transmission hypothétique. Le mode de transmission directe par inoculation accidentelle à la peau de la sérosité issue d'une lésion, peau contre peau, est devenu anecdotique.

La syphilis peut aussi se transmettre par voie transplacentaire au cours de la grossesse où le risque varie selon le stade. Ce risque explique le retour d'une maladie historique, la syphilis congénitale. Les complications dépendent de la date d'inoculation au fœtus : plus cela se fait tôt au cours de la grossesse, plus c'est potentiellement grave. Mais heureusement, si la transmission peut survenir tout au long de la grossesse, elle est plus fréquente après seize semaines. Cette forme de syphilis, dite « congénitale », a hanté des générations entières à partir du moment où ce mode de transmission a été reconnu au XIXe siècle. Elle était soit mortelle, soit source de « stigmates » considérés par certains auteurs de l'époque comme des signes de « dégénérescence ». On peut en trouver la trace dans quelques peintures : Edvard Munch (1863-1944), artiste norvégien, peint, en 1897-1899, *L'Héritage* ; tandis que Rembrandt (1606-1669) exécute à l'âge de vingt-quatre ans *Le Portrait de Gérard de Lairesse* (1641-1711), ayant permis le diagnostic rétrospectif de syphilis par le Dr J.H. Hanken, environ deux cent cinquante ans après la peinture.

Aujourd'hui on dispose d'un traitement efficace mais il n'évite pas toujours les séquelles.

Syphilophobie

La syphilophobie est un état d'anxiété collective vis-à-vis de la syphilis. Il se traduit par un sentiment de répulsion vis-à-vis des malades mais aussi des personnes à risque, prostituées surtout, qui sont enfermées. Ce sentiment a débuté progressivement dans les deux premiers tiers du XIXe siècle. Plusieurs raisons expliquent la naissance de ce sentiment collectif. La syphilis est considérée comme une source de dégénérescence pour l'individu (par les complications neurologiques tardives à type de démence et de paralysies diverses), pour sa famille (par la transmission sexuelle) et pour sa descendance (par la transmission de la mère au fœtus). Avec en perspective, la dégénérescence de l'espèce pour les tenants des théories de la disparition de l'espèce. La dramatisation devient de plus en plus importante après la guerre contre les Prussiens et les Allemands en 1870. Il n'est plus question de survie de l'espèce mais de la nation, d'autant que le taux de natalité est faible et que la population de l'Allemagne augmente plus vite que la population française.

Le point de départ était l'importance des manifestations neurologiques de la phase tardive de la syphilis responsable d'une déchéance physique (paralysies diverses) et mentale (démence). Cette décrépitude du malade conduisait inéluctablement à une déchéance sociale qui aboutissait à la dissolution de la famille. On a vu ce qu'il en était au XIXe siècle parmi les artistes. Alfred Fournier (1832-1914), un autre syphiligraphe très connu (un institut porte encore son nom à Paris), traduisait ce cycle infernal en ces termes : « Relativement à la famille, le danger social de la syphilis réside en trois points : contamination de la femme, désunion voire dissolution du mariage, ruine matérielle de la famille par incapacité de son chef » (*Prophylaxie de la syphilis*, Rueff, 1903, p. 373).

Cette inquiétude sera illustrée dans la pièce de théâtre, en trois actes, *Les Avariés* d'Eugène Brieux (1858-1932), un membre de l'Académie française. La pièce, écrite en 1901, au sommet de la croisade antisyphilitique, raconte l'histoire d'une famille syphilitique. L'homme contracte la syphilis du fait d'une vie dissolue, puis il se marie par intérêt malgré les conseils du docteur, personnification des pensées moralisatrices de Fournier qui essayait de populariser ses idées sur la prophylaxie des MST. Marié, il contamine sa femme qui va elle-même contaminer leur enfant. Toute la difficulté pour la mère sera de convaincre la nourrice d'allaiter le nouveau-né syphilitique. La pièce a été censurée car on ne pouvait pas, à cette époque, parler de syphilis, notamment aux femmes. La pièce fut donc jouée en Europe et aux États-Unis avant d'être jouée en France, au théâtre Antoine à Paris, à partir de 1905 et jusqu'en 1930.

Le stade suprême de la syphilophobie sera l'invention du concept d'hérédosyphilis, une contre-vérité scientifique, qui répandra l'idée d'une transmission héréditaire de la syphilis, idée à laquelle adhéreront les médecins jusqu'aux années 1950. Pour éviter toute discussion du mode de sexualité qui aurait pu éventuellement compromettre l'épouse, bonne mère de famille, les médecins ont inventé le concept d'hérédité conceptionnelle selon laquelle le fœtus, victime de la syphilis paternelle, aurait contaminé sa mère par imprégnation. Quant à Alain Corbin, un historien spécialiste du XIXe siècle, il résume le concept d'hérédosyphilis ainsi : « Le peuple par l'intermédiaire de ces femmes transmet donc au mâle de la bourgeoisie une syphilis virulente, qui se métamorphose en germe de mort pour toute la lignée. Malgré la pureté de l'épouse mère, la race [...] se trouve menacée par une pourriture venue de la rue [*NDA* : la prostituée] ou du sixième étage [*NDA* : la chambre de bonne]. »

L'étude scandaleuse de Tuskegee

L'histoire naturelle de la syphilis est bien connue grâce à l'existence de deux grandes études de syphilis non traitées. La plus ancienne est l'étude d'Oslo, initiée en 1890, époque où il n'y avait pas de traitement. La plus récente est l'étude de Tuskegee en Alabama, initiée en 1938 quand il n'y avait pas encore de traitement mais poursuivie jusqu'en 1972, alors que le traitement existait depuis 1943. Ces deux études ont une importance majeure puisqu'elles décrivent l'histoire naturelle de la syphilis non traitée (aux USA) ou traitée inefficacement (en Norvège).

L'étude d'Oslo suit 1 404 patients entre 1890 et 1910, tous atteints de chancres et traités par le mercure et l'iode, qui étaient inefficaces. Environ un quart des patients vont présenter des récurrences dermatologiques (lésions potentiellement contagieuses) dans l'année qui suit. Sinon, trois quarts des patients évoluent favorablement sans complication tardive. Quant au quart restant, 14 à 16 % évoluent vers une syphilis tertiaire bénigne (lésions cutanées, muqueuses ou osseuses) après une durée moyenne de quinze ans (un à quarante-six ans) ; 7 à 13 % évoluent vers une syphilis cardiovasculaire après une durée moyenne de trente à quarante ans ; 5 à 9 % évoluent vers une neurosyphilis sous forme méningo-vasculaire après quinze à dix-huit ans, de paralysie générale après vingt à vingt-cinq ans et de tabès après trente ans d'évolution. La mortalité de la syphilis était estimée à 17,1 % chez les hommes et 8 % chez les femmes. On comprend donc qu'avant l'invention de la pénicilline, antibiotique très efficace contre le tréponème de la syphilis, cette maladie ait pu être considérée comme un véritable fléau, pour l'individu, sa famille et la société dans son ensemble.

L'étude de Tuskegee a été à l'origine d'un énorme scandale sanitaire qui s'est réglé à l'américaine, à coups de millions de dollars. C'est la plus longue expérience non thérapeutique réalisée chez l'homme dans l'histoire de la médecine. Elle est scandaleuse à plus d'un titre.

L'idée de départ des US Public Health Service (PHS) était d'évaluer l'histoire naturelle de la syphilis chez l'homme afro-américain, car l'histoire naturelle était censée être connue chez les Blancs depuis l'étude d'Oslo. Dans l'esprit des chercheurs de l'époque, au cours des années 1930, l'évolution de la syphilis pouvait être différente entre Blancs et Noirs. On est dans l'Amérique des années 1930, dans le Sud profond, en Alabama, et la syphilis était déjà fréquente chez les personnes de couleur à cette époque. Au cours de la phase test de l'étude, il avait été constaté dans le comté de Macon, Alabama, 35 à 40 % de positivité pour la syphilis selon les groupes d'âge. Mais, et c'est un point majeur pour comprendre la suite de l'histoire, le « point final » (*end point*) de l'étude était la mort (une autopsie était prévue). Au moment où a démarré l'étude, en 1932, il n'y avait toujours pas de traitement efficace de la syphilis.

La population initiale était constituée exclusivement d'hommes noirs : 399 atteints de syphilis et 201 témoins (non syphilitiques). L'étude devait durer six à neuf mois. Elle a duré quarante ans ! Et quand le traitement de la syphilis est arrivé en 1943, on ne les a pas traités avant 1972. Et ce n'est pas tout… Au départ, les participants n'ont pas été informés qu'ils souffraient d'une maladie spécifique, maladie définissable (la syphilis), qui était contagieuse et transmise par les rapports sexuels. On ne leur a pas dit non plus que la maladie pouvait être transmise de la mère au fœtus. Les chercheurs ont expliqué qu'ils étaient suivis pour du « mauvais sang » (*bad blood*), terme local utilisé pour décrire plusieurs affections, notamment l'anémie et la fatigue. L'étude a été menée sans le consentement éclairé des patients. En échange de leur participation à l'étude, les hommes bénéficiaient d'examens médicaux gratuits, de repas gratuits et d'une garantie pour les obsèques. Le service de santé a également utilisé des incitations, notamment des examens physiques gratuits, nourriture et frais de transport inclus. Des indemnités d'inhumation, fournies par le Milbank Memorial Fund, étaient proposées pour obtenir la permission des membres de la famille d'effectuer des autopsies sur les participants à l'étude ayant atteint le « point final ».

Le plus scandaleux de l'histoire fut évidemment l'absence de traitement pour atteindre l'*end point* alors que la pénicilline était disponible depuis 1943. La question d'interrompre l'étude pour traiter les malades ne s'est posée officiellement qu'en 1951. Mais il a alors été argumenté qu'une telle opportunité d'étudier l'histoire naturelle de la syphilis ne se reproduirait jamais plus et qu'il fallait donc continuer jusqu'à l'*end point*. Quand le Dr John Heller, directeur de 1943 à 1948 du département des maladies générales au PHS (l'ancêtre des fameux Centers for Disease Control ou CDC américains), a été interrogé quant à l'absence de tout mouvement au sein de son département pendant cette période, il a répondu : « Le statut de ces hommes ne justifiait pas un débat éthique. Ils étaient des sujets, pas des patients ; du matériel clinique, pas des personnes malades. » Les malades étaient des objets de recherche et c'est tout. C'est une dérive hippocratique à laquelle on doit sans arrêt réfléchir quand on fait de la science. Et il est malheureux de constater que de telles dérives (« le malade est un objet de recherche plus qu'un patient ») existent toujours.

Il a fallu attendre quinze ans de plus pour voir les choses bouger à nouveau… un petit peu. Le lanceur d'alerte fut Peter Buxtun, un spécialiste des maladies vénériennes affilié au PHS à San Francisco. Il a lancé une première alerte, interne, en novembre 1966, sans suite, puis une deuxième en novembre 1968 qui aboutit. En novembre 1968, le directeur alerté des CDC (qui prenait alors la suite des PHS) est interrogé quant au fait que cette étude puisse avoir de « graves répercussions politiques », les malades n'étant toujours pas le problème. Le CDC convoque alors, en février 1969, un panel d'experts pour discuter de l'étude de Tuskegee. Après que ce groupe a passé en revue tous les aspects de l'« expérience », il est décidé de ne pas traiter les malades, une fois de plus. Comme si cela ne suffisait pas, cette décision était censée « mettre fin au débat sur l'avenir de l'étude de Tuskegee qui continuerait jusqu'à point final », c'est-à-dire la mort. Finalement, c'est un journaliste, affilié à l'Associated Press, qui a lancé l'alerte après en avoir été informé directement par Peter Buxtun. Le journaliste a publié son article le 25 juillet 1972, dans le *Washington Star*. Dès lors, les choses allaient évoluer rapidement dans le bon sens. Les quelques malades qui restaient encore vivants ont été traités. Et une enquête parlementaire est initiée.

Des auditions, dirigées par le sénateur Edward Kennedy, se sont tenues au Congrès américain en février et mars 1973. Le résultat en a été une refonte complète de la réglementation sur la protection des sujets humains dans l'expérimentation médicale aux USA. La somme de 1,8 milliard de dollars est demandée par les victimes au titre de dommages et intérêts. Finalement il ne leur sera octroyé qu'une centaine de millions de dollars, le 23 juillet 1973, à la suite de poursuites et de recours déposés devant le tribunal de district américain. Le 16 mai 1997, le président Bill Clinton présentait ses excuses au nom de la nation américaine aux rares survivants. Sur la photo prise à la Maison Blanche ce jour-là, on compte cinq hommes noirs, tous assis, mais quatre sont dans une chaise roulante (séquelle d'une neurosyphilis tardive non traitée à temps) et trois hommes debout : le président américain entouré de deux ministres ou conseillers, dont un Noir. Le dernier participant à l'étude est décédé en janvier 2004. La dernière veuve recevant des prestations est décédée en janvier 2009. Actuellement, douze enfants bénéficient encore de prestations médicales et de soins de santé.

Les prisonniers de Sing Sing inoculés par le tréponème virulent

Connaître la durée d'incubation d'une maladie infectieuse (définie par le temps écoulé entre l'exposition à l'agent microbien et les premiers signes de la maladie) est difficile. Il est rare de pouvoir préciser une date d'exposition sauf en cas d'exposition unique, en l'occurrence un seul contact sexuel, mais la période d'incubation varie, en fonction de la taille de l'inoculum, de dix à cent jours. Un seul contact sexuel en cent jours, c'est plutôt rare. En fait le plus souvent les contacts sont répétés et on ne sait pas lequel a été contaminant, sauf en inoculant des volontaires… Pratique en cours tout au long du XIXe siècle comme on l'a vu plus tôt. Mais il faut aussi tenir compte de différents paramètres qui varient d'une personne à une autre, d'où l'intérêt de suivre plusieurs personnes en fonction de leur histoire et de leurs antécédents, notamment de syphilis.

Dans leur quête de savoir, les Américains ont été à la pointe des méthodes de recherche parmi les moins éthiques possibles au XXe siècle. En 1953, à la prison de Sing Sing, à Ossining, dans l'État de New York, les scientifiques américains ont inoculé soixante-deux prisonniers américains (huit sans histoire de syphilis et cinquante-quatre avec une histoire de syphilis), tous volontaires humains, avec une souche « virulente » de tréponème pâle. La publication fait quatre-vingt-deux pages. Son but était principalement d'étudier la réponse de l'hôte (l'inoculé) en fonction de différents paramètres, dont l'importance de l'inoculum ou les antécédents et le stade supposé de la syphilis. Elle a montré que la syphilis était hautement transmissible quelle que soit l'histoire de la syphilis. Les prisonniers inoculés avec dix tréponèmes développaient un chancre en moyenne vingt-huit jours après l'inoculation contre dix-huit jours pour ceux inoculés avec dix mille spirochètes. Heureusement et contrairement à l'autre étude expérimentale américaine, les malades ont été traités par la pénicilline, l'histoire naturelle de la syphilis étant déjà connue.

C'est aux États-Unis d'Amérique que l'épidémiologie de la syphilis est le mieux connue depuis la fin de la Seconde Guerre mondiale, coïncidant avec l'arrivée de la pénicilline, même si tous les malades n'en ont pas bénéficié. Aux USA, l'incidence de la syphilis précoce (primaire et secondaire) a régulièrement baissé de 1947 (66,4 cas pour 100 000 habitants) à 1956 (3,9 cas pour100 000 habitants), en grande partie du fait de l'utilisation de la pénicilline qui permettait de traiter les malades et de casser les chaînes de contamination. À partir de 1956, l'incidence a subi des variations à la hausse et à la baisse, avec une tendance continue à la hausse à partir des années 1970. Les décennies de la révolution sexuelle se sont illustrées, sur le plan médical, par une augmentation constante de la syphilis, principalement chez les homosexuels, à partir de la fin des années 1960 jusqu'à l'arrivée du sida, qui est venue refroidir tout le monde au début des années 1980. À dire vrai, la courbe de croissance continue, chez les homosexuels américains, depuis la fin des années 1960, s'est cassée un tout petit peu avant l'arrivée du sida du fait des mesures de prévention sexuelle qui avaient été promues devant la multiplication des MST, notamment gonococcie et syphilis, chez les gays. Malheureusement trop tard : le sida n'était pas loin.

7

L'avant-sida

Par l'avant-sida, j'entends toute l'histoire de l'infection VIH jusqu'à la publication des premiers cas de syndrome immunodéficitaire acquis (sida) en 1981. Fait d'importance, la reconnaissance du sida, en 1981, est antérieure à l'identification en 1983 du virus responsable, le VIH, ce qui a permis la mise au point de tests diagnostiques qui ne seront disponibles qu'en 1985.

Concernant le virus VIH, rappelons d'emblée qu'il existe deux types différents de virus, dénommés par un chiffre, VIH-1 et VIH-2. Il y a même un VIH-0 et des sous-types de virus désignés par une lettre de l'alphabet. VIH-1 et VIH-2 sont deux virus relativement différents qui ne viennent pas du même réservoir animal, ne sont pas originaires de la même région d'Afrique et ont eu des destinées bien différentes. Le VIH-2 diffusera très peu en dehors de son territoire d'origine et on ne parle presque plus de lui aujourd'hui. C'est la raison pour laquelle je vais me focaliser sur le seul virus responsable de l'épidémie mondiale (pandémie) actuelle, soit le VIH-1, sans même entrer dans les détails des différents groupes de virus.

L'histoire du VIH s'est déroulée, parallèlement aux progrès de la science, tout au long du XXe siècle. Elle est donc beaucoup mieux connue que celle des autres MST. Et nul besoin de recourir à des auto-inoculations pour en percer les secrets. La connaissance de son histoire est plus simplement basée sur l'étude de la littérature médicale et l'analyse rétrospective de prélèvements qui avaient été conservés à des fins de recherche scientifique ou parce que le médecin traitant s'était dit que la cause du décès de cette personne, inconnue au moment de sa mort, serait peut-être trouvée un jour. Et c'est exactement ce qui s'est passé. On a ainsi tracé un virus VIH jusqu'en 1959 chez un habitant de Léopoldville (futur Kinshasa). Cette connaissance a aussi beaucoup bénéficié des méthodes modernes de biologie moléculaire, d'études de la diversité génétique des virus VIH, et de l'horloge moléculaire qui permet de dater à quelques années près les grandes évolutions des virus.

La durée entre l'acquisition du VIH par voie sexuelle et l'apparition des signes de sida est estimée en moyenne à huit-dix ans, c'est très long ! Il peut s'en passer des choses en une décennie. Et cela explique que personne ne se soit rendu compte de rien avant que le nombre de cas de sida soit suffisamment élevé dans une population donnée pour interpeller les médecins les plus observateurs. La population concernée : avant tout des prostituées et des homosexuels, les deux populations sentinelles dans le domaine des IST car les plus exposées au risque. Mais pour le sida, ce sont les gays qui ont fait tirer la sonnette d'alarme en 1981. Trop tard ! Dans la décennie précédente, celle des années 1970, marquée par une grande liberté sexuelle, des millions de personnes avaient déjà été contaminées.

L'histoire de l'infection VIH commence dans la forêt camerounaise, dans le bassin du fleuve Congo. Elle va traverser tout le XXe siècle en se diffusant à l'ensemble de la terre. Pour ce chapitre, j'ai emprunté à l'excellent livre d'un médecin canadien, spécialiste de l'Afrique centrale et du sida, Jacques Pépin : *Aux origines du sida. Enquête sur les racines coloniales d'une pandémie* (Seuil, 2019). Jacques Pépin a vécu au Zaïre au début des années 1980. Même s'il est rentré au Canada en 1990, il a continué de s'intéresser aux origines africaines du sida. La plupart des chiffres figurant dans ce chapitre sont extraits de son livre auquel on peut se référer pour les sources exactes.

Du singe à l'homme

Si le virus nous vient bien du singe et d'Afrique, ce n'est pas du gorille mais d'un chimpanzé, appelé *Pan troglodytes troglodytes* (*P.t.troglodytes*), espèce animale encore plus proche de nous que le gorille. La différence entre les deux espèces est assez négligeable en termes de matériel génétique, partagé avec l'homme à plus de 98 % pour ces deux espèces de singes. Mais dans la forêt camerounaise, les chasseurs avaient certainement plus de facilités (même si ce n'était pas évident) pour chasser le chimpanzé. Il était beaucoup plus répandu que le gorille, qui en imposait bien davantage avec sa force physique parfois colossale et ses deux cents kilos sur la bascule.

Autre différence notable, le chimpanzé, plus proche de l'homme que le gorille, est omnivore. Or ce chimpanzé est porteur d'un virus, le virus de l'immunodéficience simienne (VIS), isolé en 1989. Il est le résultat d'un mariage entre deux autres virus de plus petits singes chassés par le chimpanzé et c'est ce virus qui va passer accidentellement du chimpanzé à l'homme.

Le virus n'est pas non plus passé du singe à l'homme par un acte sexuel contre nature comme cela avait traversé l'esprit de certains. Ni par une quelconque autre forme d'agression physique. Un chimpanzé c'est quand même un singe pesant de quarante-cinq à quatre-vingts kilos et de cent trente à cent soixante-dix centimètres de hauteur. Les habitants de la forêt chassaient le singe pour se nourrir mais il fallait d'abord s'occuper de la carcasse du singe à peine tué pour préparer la viande. C'est au cours d'un geste de dépeçage que le virus est passé accidentellement du singe à l'homme par une blessure avec un couteau de chasse, en préparant la viande, tout simplement.

Le saut d'espèce, c'est-à-dire le passage du chimpanzé à l'homme, se serait fait entre 1900 et 1920 ! Le même virus, VIS chez le singe, devient VIH chez l'homme. Les chasseurs locaux avaient même été probablement infectés avant 1920. Mais, au fin fond de la forêt africaine, en des terres longtemps restés inaccessibles, il n'y avait pas beaucoup de chances que le virus sorte de son berceau forestier. Les méthodes d'horlogerie moléculaire suscitées ont permis d'estimer qu'avant 1930 il existait moins d'une centaine de personnes infectées par le VIH au Congo belge, puis la croissance a été très lente entre 1930 et 1940, pour devenir plus exponentielle par la suite. Avec le développement des voies de communication, principalement fluviales, le virus était donc déjà arrivé dans les années 1940-1950 à Léopoldville et d'autres villes du Congo belge. Mais c'est à Léopoldville que le VIH allait trouver les conditions les plus propices à son développement, probablement du fait du traitement de maladies infectieuses, en réutilisant du matériel médical non stérile.

Léopoldville, ville terminus du fleuve Congo

L'infection VIH est ainsi apparue chez des chasseurs, dans la forêt tropicale au sud-est du Cameroun ou au nord-ouest du Congo, dans une région délimitée par les rivières Sangha, Boumba et Ngoko, dans le bassin du fleuve Congo dont le territoire de drainage naturel était la ville de Léopoldville (futur Kinshasa) au Congo belge (future république démocratique du Congo). Un peu de géographie et d'histoire sont nécessaires pour comprendre la suite.

Sur le plan historique, il faut faire référence à la colonisation tellement elle a impacté l'histoire de l'infection VIH dans cette partie du monde jusqu'en 1960, année des Indépendances. Les immenses territoires d'Afrique centrale ont principalement été une source de dispute entre Français et Belges. Les Français étaient sur la rive droite et au nord-ouest du fleuve Congo : c'était la fédération de l'Afrique équatoriale française (AEF) regroupant ce qui deviendra après l'indépendance, en 1960, le Congo, le Gabon, la République centrafricaine et le Tchad. Les Belges étaient sur la rive gauche et au sud-est du fleuve Congo. À l'indépendance, en 1960, le Congo belge deviendra la république du Congo avant de devenir république démocratique du Congo (RDC) en 1964, puis Zaïre de 1971 à 1997 (sous la longue dictature de Mobutu), pour redevenir RDC ensuite. Contrairement aux anciennes villes françaises du Congo et du Gabon, qui ont gardé leur nom français, les villes du Congo belge, aux noms d'inspiration trop coloniale, allaient être rebaptisées en 1960 : Léopoldville devient Kinshasa, Stanleyville Kisangani, et Elisabethville Lubumbashi.

Sur le plan géographique, il s'agissait de régions très isolées faites de forêts vierges tropicales inaccessibles. Le seul moyen de communication naturelle était fluvial, par les pirogues le long des fleuves de la région qui finissent tous par déboucher dans l'immense fleuve Congo ou un de ses affluents. Le fleuve Congo est le fleuve majeur de l'Afrique centrale, il fait une immense boucle qui traverse la RDC d'est en ouest, mesurant 4 700 kilomètres de long. Il draine également d'immenses territoires du Congo, de la République centrafricaine et du Cameroun. Fait géographique d'importance majeure, le fleuve n'est pas navigable sur toute sa longueur du fait de la présence de trente-deux chutes qui commencent à quelques kilomètres en aval de Léopoldville/Kinshasa (sur la rive gauche) et de Brazzaville (sur sa rive droite). Les deux villes se font face au niveau d'un immense lac intérieur (trente-cinq kilomètres de long), le Stanley Pool rebaptisé « Pool Malebo » à l'indépendance.

C'est le terminus naturel de la voie fluviale. Si l'on voulait ensuite rejoindre la mer, il fallait y aller à pied (seulement possible en saison sèche) ou par la même voie fluviale, mais une fois contournés les rapides du Congo, jusqu'à Matadi. Ensuite deux lignes de chemin de fer vont rallier les deux grandes villes à deux ports différents sur l'Atlantique.

Les deux lignes ferroviaires raccorderont le terminus fluvial à la côte. La première fut belge, inaugurée en 1898, et reliant Léopoldville à Matadi, port situé au fond de l'estuaire du fleuve Congo. La ligne française, baptisée Chemin de fer Congo-Océan, reliera Brazzaville au port de Pointe-Noire au Gabon. Sa construction s'est faite entre 1921 et 1934 dans des conditions épouvantables (entre 15 000 et 25 000 morts, soit un mort tous les vingt-cinq mètres) sous la houlette de la Société de construction des Batignolles qui avait bénéficié d'un contrat en or avec l'État français. André Gide dans *Voyage au Congo* (1927) et Albert Londres dans *Terre d'ébène* (1928) attireront l'attention sur les « conditions de travail » de ces esclaves des temps modernes. Un médecin militaire français, le Dr Léon Pales, resté peu connu malgré un brillant esprit, a probablement fait, sans le savoir, en 1931, à Brazzaville (alors capitale de la colonie française du Congo), les premières autopsies de patients suspects d'être décédés du sida. Il s'agissait de vingt-six travailleurs sur la ligne de chemin de fer chez lesquels avait été fait le diagnostic de « cachexie du Mayombe », une maladie rapidement mortelle, définie par un ensemble de signes très évocateurs du sida (fatigue, amaigrissement, diarrhée, affaiblissement généralisé) et le fait d'avoir travaillé dans la région de Mayombe, sur la ligne de chemin de fer. Or sur le chantier il y avait dix hommes pour une femme, la plupart étant des prostituées qui, paraît-il, « collectaient leurs honoraires les jours de paie ». Le seul intérêt de cette ligne française était de ne pas dépendre de la ligne ferroviaire belge qui allait, quelques centaines de kilomètres plus au sud, de Léopoldville à Matadi.

Il existe deux hypothèses quant aux modalités de l'arrivée du virus VIH, de sa région d'origine autour de Moloundou/Ouesso (à la frontière du Cameroun et du Congo français), à Léopoldville (alors ville terminus fluvial du fleuve Congo, côté Congo belge). La première fait intervenir un chasseur infecté, qui a voyagé, pour son travail ou dans un souci d'émigration, en descendant un affluent, puis le fleuve Congo jusqu'à Léopoldville où il a pu s'installer et infecter une femme sur place. La seconde met en scène une équipée militaire franco-belge de 1 600 Africains (1 000 côté français, 600 côté belge) encadrés par une soixantaine de militaires européens, et soutenus par 3 900 porteurs : la colonne Sangha, qui a fait le chemin exactement inverse, en 1914, pour aller attaquer le Cameroun, colonie alors sous domination allemande. La colonne a d'abord remonté le fleuve Congo, puis un de ses affluents, la Sangha, jusqu'à Ouesso, puis un de ses affluents, le Ngoko, jusqu'à Moloundou, qui sera repris aux Allemands en décembre 1914. Au passage, les soldats pourraient avoir acquis le virus soit par voie sexuelle (au cours de viols ou auprès de prostituées), soit par voie sanguine (en se blessant pendant la préparation de la viande de brousse). Dans de telles circonstances, il était facile pour certains éléments de la colonne Sangha de contracter le VIH dans son berceau forestier, Ouesso, côté congolais, et Moloundou, côté camerounais, au cœur de la région où le virus est passé du chimpanzé à l'homme. Et de le ramener en avril 1916 dans les capitales respectives des deux puissances coloniales, Léopoldville pour les Belges, Brazzaville pour les Français. À la fin de son expédition, le contingent expéditionnaire franco-belge a pris le bateau de Yaoundé, le port camerounais, à Matadi, le port congolais, puis le train pour Léopoldville, terminus belge, les Français n'ayant plus qu'à traverser le fleuve pour rejoindre Brazzaville. Les Français pouvaient emprunter les trains belges en cette période de coalition antiallemande, ce qui ne les empêchera pas de construire après guerre une ligne ferroviaire concurrente avec le coût humain que l'on sait.

L'épicentre : Léopoldville (Congo belge)

On estime, selon des méthodes de biologie moléculaire, que le VIH est arrivé à Léopoldville (pas encore Kinshasa) au Congo belge dans les années 1920, ce qui est compatible avec l'hypothèse de la colonne Sangha. Le passage vers Brazzaville, à six kilomètres de l'autre côté du fleuve Congo, s'est fait plus tardivement dans les années 1940. Passer d'un côté à l'autre du fleuve Congo n'était pourtant pas très sorcier. La traversée se faisait facilement en pirogue ou plus officiellement en traversier depuis la fin du XIXe siècle, et cela a toujours été un lieu de passage entre les deux rives. Les soldats français de la colonne Sangha sont aussi revenus à Brazzaville en 1916. Alors pourquoi Léopoldville, au Congo belge, plutôt que Brazzaville, au Congo français ?

À l'orée du XXe siècle, Léopoldville était incontestablement un port d'attache plus attractif que Brazzaville. Les Français se sont intéressés à cette partie de l'Afrique beaucoup plus tard car ils préféraient les colonies d'Indochine, plus faciles à vivre et plus rentables. Pour en revenir à l'Afrique centrale, en 1930, Léopoldville était la capitale d'une grande colonie, étendue sur un vaste territoire (le plus grand pays d'Afrique noire), et très prospère avec ses richesses naturelles, et ses réseaux routiers, fluviaux et ferroviaires. La ville était beaucoup plus développée, avec le port naturel sur le lac intérieur formé par le fleuve Congo, le train qui partait pour le port de Matadi dès 1898, et l'aéroport fonctionnel en 1920. Les Belges, fonctionnaires et marchands, étaient au nombre de 3 000 pour 40 000 habitants en 1931. Et la cité naissante était très attractive pour les Africains qui venait y faire du commerce et y travailler pour les colons belges, une façon pour les hommes et les femmes de s'émanciper de leur communauté en y perdant la protection coutumière. La vie de la cité a été encore plus active pendant la Seconde Guerre mondiale, du fait de la contribution belge à l'effort de guerre contre les Allemands, la population passant de 47 000 habitants en 1940, à 96 000 en 1945. En 1951, Léopoldville comptait 222 000 habitants. Brazzaville avec ses 80 000 habitants était dépassé. Et le déséquilibre hommes-femmes était très important à Léopoldville : 10 hommes pour 1 femme en 1910, et encore 4 hommes pour 1 femme en 1930 alors que le ratio hommes/femmes était beaucoup plus proche de 1 dans les autres villes naissantes d'Afrique centrale. Ce déséquilibre était encore plus important au sein de certaines ethnies dont les hommes séjournaient à Léopoldville six à neuf mois avant d'aller retrouver leurs femmes au village. À Léopoldville, ville urbanisée, surtout peuplée de colons belges et de migrants des campagnes jusqu'à l'indépendance en 1960 (477 000 habitants), les deux conditions les plus propices au développement de l'infection VIH étaient en place : sexuelle et sanguine.

Des femmes libres de Léopoldville aux prostituées de Kinshasa

Côté sexe, tout a démarré dans les années 1940, dans les bars qui se sont multipliés, au son de la rumba. Ces bars étaient bien animés avec des orchestres et des « femmes libres ». C'était une ambiance de fête (musique, bière, danse) dans l'après-guerre. Le « sex, drug and rock and roll » des années 1970. À Léopoldville, on parlait de buvettes. On en dénombrait trois cent quinze en 1954 contre une centaine en 1945. Les hommes dépensaient 25 % de leurs revenus dans la bière locale. À cette époque, une « femme libre » se répartissait entre deux ou trois hommes fixes, souvent des colons ; si le VIH avait pénétré ce cercle, il en sortait difficilement. Mais cela a changé avec l'indépendance.

À cette dernière, en 1961, le Congo belge devenait la RDC, puis le Zaïre, et Léopoldville devenait Kinshasa. Mais l'indépendance a été associée à une grande régression économique qui n'a pas empêché la grande ville africaine de se peupler encore plus. La moitié des 480 000 habitants était au chômage en 1960-1961 contre 70 % des 2,7 millions d'habitants en 1984. Tous les moyens étaient bons pour survivre. La prostitution se transformait progressivement. On passait des « femmes libres », des « ménagères » (offrant des services au-delà du ménage à des colons célibataires) et des « filles minerval » (du nom des frais de scolarité en Belgique, ici payés par un « tuteur ») avec deux à trois partenaires sexuels différents par an, à la grande prostitution où certaines filles dans certains quartiers comptaient jusqu'à mille passes par an. Entre ces deux extrêmes, tous les intermédiaires étaient possibles mais, avec la crise économique et le départ des colons belges en 1960-1961, les opportunités d'une semi-prostitution disparaissaient. Et dans un environnement où l'usage du préservatif était inconnu, la prostitution allait jouer un rôle majeur dans la propagation de l'infection VIH. Au milieu des années 1980, on a estimé que 5 à 7 % des adultes de Kinshasa étaient porteurs du VIH. Dans cette communauté des prostituées et de leurs partenaires, les maladies sexuellement transmissibles « classiques », gonorrhée et syphilis, devenaient très fréquentes ; et les MST source d'ulcérations génitales, comme la syphilis ou le chancre mou, augmentent le risque de transmission sexuelle du VIH. Dans les années 1950, les responsables sanitaires de Kinshasa estimaient déjà les MST hors de contrôle du fait de la prostitution florissante. Le VIH était déjà dans les tuyaux. En 1958, on estimait à six mille le nombre de prostitués à Léopoldville, soit 10 % des femmes de la ville. Un autre ordre d'estimation est le chiffre de cinquante prostituées pour mille hommes à Léopoldville, soit un taux cinq fois plus élevé que ce qui était observé dans d'autres villes africaines.

Dans les années 1960 et jusqu'au début des années 1990, avec l'indépendance et ses soubresauts, la prostitution s'est encore développée, autour des bars plus ou moins cossus assortis d'annexes plus ou moins confortables, de la cabane sur un terrain vague, aux « Flamingos » pour l'élite du Congo indépendant et le personnel des Nations unies. Quatre formes principales de prostitution étaient distinguées : les temps plein, dans les Flamingos, les temps partiel qui arrondissent les fins de mois, les clandestines (adolescentes ou femmes mariées) et les femmes libres à moindre risque d'acquisition de l'infection VIH. Mais, à la différence des années belges, les femmes libres étaient de moins en moins nombreuses, et les temps plein de plus en plus nombreuses. Comme le dit Jacques Pépin : « Les conditions propices à l'amplification sexuelle du VIH étaient désormais en place, possiblement le moment décisif dans la dissémination sexuelle du VIH à Léopoldville » au début des années 1960. C'est le même type de prostitution que l'on trouve encore aujourd'hui un peu partout dans le monde, en plus des « love hôtels » ou des quartiers réservés dans les pays qui tolèrent une prostitution organisée.

À Léopoldville devenu Kinshasa, deux mécanismes convergents ont joué de part et d'autre de l'indépendance. Avant 1960, la colonisation et le développement de Léopoldville ont entraîné une migration vers la grande ville, avec urbanisation, affranchissement des coutumes ancestrales, émancipation des femmes et attrait pour l'argent facile des colons. Après 1960, l'indépendance a apporté à Kinshasa une grande pauvreté, ingrédient de la prostitution qui allait permettre au VIH de se maintenir sur un terreau propice.

Léo-Est, un dispensaire antivénérien très actif

Très tôt, les autorités belges ont été sensibles à l'importance des MST, principalement gonococcie et syphilis. Les autorités coloniales ne plaisantaient pas avec ces problèmes de santé publique. Deux dispensaires antivénériens (DAV) ont ouvert leurs portes en 1929-1930 à Léopoldville, l'un dans l'est de la ville (Léo-Est), l'autre à l'ouest (Léo-Ouest). Les visites étaient obligatoires pour tous les migrants, qui devaient se rendre au DAV dès leur arrivée à Léopoldville sous peine de ne pas obtenir leur permis de séjour. Les femmes libres devaient s'y rendre plusieurs fois par an (théoriquement une fois par mois) pour un dépistage de la syphilis imposé par la loi. On estime qu'environ 3 500 personnes étaient régulièrement suivies au DAV dans les années 1950. Toutes les personnes diagnostiquées avec une MST devaient se faire soigner dans le DAV et le signalement de leurs partenaires sexuels était nécessaire sous peine de visites à domicile pour une dérangeante enquête épidémiologique sur la chaîne de contamination. De telles méthodes de recrutement avaient du succès. C'était le défilé…

Les registres des deux DAV sont très bien tenus jusqu'à l'indépendance. Près de 95 % de l'activité se faisait dans le DAV de Léo-Est. L'essentiel de la patientèle était constitué par les milliers de migrants qui affluaient à Léopoldville (dont certains provenaient du berceau forestier du VIH), et les femmes libres. Les années fastes, on comptait jusqu'à 32 000 visites de femmes libres. Au début des années 1950, il y avait environ 5 000 cas de gonorrhée et 2 000 cas de syphilis par an. Et comme ces infections étaient traitées par des injections quotidiennes de pénicilline, plusieurs jours de suite, on estimait la fréquentation quotidienne du DAV de Léo-Est à 1 000 personnes par jour. En 1954, 85 654 tests avaient été pratiqués pour la syphilis, soit plus de 300 par jour ouvrable. Et le pire était que ces tests ne permettaient pas de faire la distinction entre syphilis et pian, une maladie non sexuellement transmissible très répandue dans les populations de ces régions. Ainsi les personnes dépistées étaient, dans leur grande majorité, traitées pour une infection qu'elles n'avaient pas (la syphilis) alors que la positivité de leur sérologie correspondait à une cicatrice d'une cousine de la syphilis, autre tréponématose dont ils étaient guéris.

Malheureusement, la pénicilline, traitement de référence de la gonococcie (avant l'apparition des résistances dans les années 1950) et de la syphilis, n'était administrable que par voie injectable, et ne fut de toute façon disponible en Afrique centrale qu'à partir de 1951. Les traitements antérieurs relevaient plus de l'histoire de la médecine (arsenic, bismuth, mercure) que de la pharmacopée moderne, mais ils pouvaient aussi s'administrer par voie injectable. Un patient avec un diagnostic présumé de syphilis pouvait recevoir jusqu'à vingt-quatre injections intraveineuses (pour un dérivé de l'arsenic), et quarante-deux injections intramusculaires (pour un dérivé du bismuth et un sel de mercure). Gros problème : le matériel médical utilisé (aiguilles, seringues) était réutilisé, non stérilisé ou stérilisé grossièrement !

Or le VIH, c'est maintenant bien connu – mais à l'époque cela ne l'était pas –, peut se transmettre par voie iatrogène, c'est-à-dire par l'utilisation de matériel médical non stérile ou non stérilisé. Deux exemples en sont très bien connus car ils ont été largement médiatisés. En Roumanie, plus de 9 000 enfants, pour la plupart des orphelins, ont été contaminés par le VIH dans les années 1980, à la suite d'injections diverses (vitamines, vaccins, antibiotiques) avec du matériel médical non stérilisé. Le principal virus VIH responsable de cette épidémie venait d'Angola, pays avec lequel la Roumanie coopérait beaucoup à l'époque car il s'agissait de deux pays communistes. En Libye, près de 500 enfants ont été infectés dans les années 1990 dans des circonstances probablement identiques, dans une clinique pédiatrique de Benghazi. L'affaire fut rendue célèbre car le régime de Kadhafi a fait porter le chapeau à des infirmières bulgares et à un médecin palestinien. Accusés à tort, ils furent condamnés à mort avant d'être graciés et remis à Mme Cécilia Sarkozy venue en libératrice. Le virus responsable de cette épidémie venait d'Afrique de l'Ouest ou d'Afrique centrale, certainement transporté par un des migrants africains qui venaient travailler en Libye. D'autres épidémies iatrogènes d'infection VIH ont été décrites au Kazakhstan, Kirghizistan, Ouzbékistan, Pakistan et Cambodge. Et d'autres virus peuvent se transmettre par cette voie accidentelle : hépatite B, hépatite C, virus HTLV-1…

Pour en revenir aux DAV de Léopoldville, le nombre d'injections annuelles (plus de 50 % par voie intraveineuse, la plus dangereuse quant au risque de transmission du VIH) était astronomique : 50 000 injections dans les années 1930 et 1940, 100 000 dans les années 1950, et jusqu'à 154 572 injections au cours de l'année 1953, la plus faste. Le nombre d'injections a ensuite diminué avec l'arrivée de la pénicilline et la révision des modalités thérapeutiques. On ne sait rien des procédures de stérilisation des aiguilles et des seringues à cette époque. Mais l'hygiène hospitalière n'était pas de mode, et la transmission des virus par cette voie était encore inconnue. On sait que les procédures de stérilisation étaient réduites au minimum. Le Dr Beheyt, un des rares médecins belges restés après l'indépendance, décrivait ces pratiques alors qu'il était confronté à une épidémie d'hépatite B iatrogène chez des patients du DAV dans les années 1950 : « Au DAV de […] Léopoldville, on pratique en moyenne 300 injections par jour. Le grand nombre de malades et la petite quantité de seringues [...] excluent la stérilisation des seringues [...] après chaque injection. La seringue passe donc d'un malade à l'autre, tout en conservant, parfois, des petites quantités de sang contagieux, lesquelles quantités sont pourtant suffisantes pour transmettre la maladie. » Il parlait d'hépatite virale, mais le problème est le même avec l'infection VIH. Dans les années 1930 à 1950, le risque était faible qu'une épidémie de VIH débute dans de telles conditions car le VIH était trop peu répandu à Léopoldville. Mais si ces mauvaises pratiques ont perduré après l'indépendance, la contribution à l'entretien de l'infection VIH est très probable car la présence de l'infection VIH dans la population générale de Kinshasa est passée de 0,23 % en 1970 à 3 % des habitants en 1980. Or de tels pourcentages sont toujours plus élevés dans les groupes à risque que représentaient les patients avec MST qui étaient aussi les consultants des DAV, et traités comme tels. On fait d'ailleurs remonter au début des années 1950 l'installation du VIH à Léopoldville.

De Moloundou et/ou Ouesso à Kinshasa

Avant de quitter l'Afrique centrale pour les Caraïbes, on peut résumer cette longue étape africaine de la manière suivante. Le VIH-1 responsable de la pandémie est passé du chimpanzé à l'homme dans les années 1920 dans la région de Moloundou et/ou Ouesso au sud-est du Cameroun. Il est arrivé par des voyageurs, migrants ou militaires, jusqu'à Léopoldville, poumon économique de la région, et terminus fluvial de tous les affluents du grand fleuve Congo. Le porteur de virus était une personne asymptomatique, soit un chasseur blessé accidentellement, soit un commerçant contaminé par voie iatrogène ou par voie sexuelle, soit un soldat de la colonne Sangha. Celui-ci peut avoir infecté une femme libre de Kinshasa. Quoi qu'il en soit, le passage par le DAV était obligatoire, que l'on soit migrant ou femme libre. Après une période de lente et silencieuse dissémination dans les années 1930 et 1940, l'épidémie s'est amplifiée de manière accélérée à Léopoldville, soit du fait de la prostitution, soit du fait de contaminations iatrogène au DAV. Mais le plus probable est la combinaison des deux phénomènes, malades et prostituées partageant les relations sexuelles et les seringues puisqu'ils étaient traités au même endroit. Il est donc difficile de savoir s'ils se sont infectés par voie sexuelle plutôt qu'iatrogène. Mais il existe plus d'arguments pour une origine iatrogène car le virus se transmet beaucoup mieux par voie sanguine que sexuelle. De plus, il a été montré qu'à la même époque une épidémie d'hépatite C était en cours, et l'hépatite C se transmet quasiment exclusivement par voie sanguine et très peu par voie sexuelle. On peut donc imaginer un mode de transmission commun pour les deux virus à la même époque. Pour être tout à fait complet, notre collègue canadien Jacques Pépin interroge également le rôle potentiel des injections pratiquées par les Français dans le cadre du traitement de la trypanosomose africaine (la « maladie du sommeil ») et de la tuberculose, mais les Français étaient de l'autre côté du fleuve, pas à Léopoldville.

Une fois atteint le seuil critique à Léopoldville devenu Kinshasa à l'indépendance en 1960, le virus a pu s'exporter et disséminer. Le dynamisme économique et la situation géographique privilégiée de Kinshasa au centre d'un vaste réseau de communication fluvial, ferroviaire et routier a permis d'assurer la transmission du VIH d'abord de l'autre côté du fleuve, à Brazzaville, puis à tout le reste de l'Afrique centrale d'où le virus disséminera ensuite, principalement par la voie routière et les camionneurs, vers l'Afrique de l'Ouest, de l'Est et du Sud. Parallèlement il disséminait aux quatre coins du monde par les voyageurs, expatriés, touristes et migrants. Et cela allait se faire beaucoup plus rapidement, en passant par Haïti ou allait s'ajouter le tourisme sexuel et le commerce de produits (non contrôlés) du sang.

De Kinshasa à Haïti

Le passage du VIH du Congo en Haïti est un autre exemple des conséquences catastrophiques d'une décolonisation ratée. Pour comprendre le passage du VIH de l'Afrique centrale à l'Amérique du Nord via sa tête de pont en Haïti, il faut de nouveau parler histoire.

Les relations entre Haïti et le Congo, au sens large, débutent en fait avec la traite des esclaves. En effet, beaucoup des esclaves ayant peuplé Haïti provenaient de la région de l'estuaire du fleuve Congo, notamment ceux arrivés dans les dernières décennies avant l'indépendance de Haïti en 1804. Sans surprise la couleur de peau est identique et certains termes vernaculaires pouvaient être communs. Surtout ils partageaient une religion, le catholicisme, et une langue, le français, deux héritages de la colonisation. Au lendemain de l'indépendance en 1960, quand le Congo (belge) devient Zaïre, et Léopoldville Kinshasa, des milliers de fonctionnaires belges repartent en Belgique. Le Congo indépendant se retrouve sans un seul médecin autochtone, avec trop peu de professeurs, et des fonctionnaires promus mais insuffisamment formés. Au contraire des colonisateurs français ou anglais, les colonisateurs belges s'étaient bien gardés de former une élite locale pour ne pas susciter d'esprit rebelle.

Dans le même temps, Haïti s'enfonçait dans la pauvreté sous l'ère de François Duvalier et de ses « tontons macoutes ». Et quand le Congo indépendant s'est demandé comment combler le vide laissé par les Belges, il a fait appel aux Haïtiens, qui avaient été bien formés par les colonisateurs français. Les Haïtiens y ont vu une opportunité unique d'expatriation, de vie confortable et d'enrichissement, les salaires étant beaucoup plus élevés qu'en Haïti. Les Haïtiens ont commencé à arriver dès 1960. Au maximum de la présence haïtienne au Congo indépendant, en 1967, on comptait officiellement 4 500 expatriés Haïtiens, pour la plupart enseignants, jeunes, célibataires et en poste à Kinshasa. Quand les haïtiens ont commencé à rentrer chez eux à partir de 1967, le virus est passé avec l'un d'entre eux du Zaïre à Haïti et une chaîne de transmission s'est mise en place.

Dans les années 1970, le tourisme sexuel était très développé à Haïti. Il pouvait concerner les femmes, beaucoup d'Américaines et de Canadiennes, et les hommes. Haïti était considéré comme l'arrière-cour de l'Amérique du Nord pour nombre de gays américains qui venaient s'y reposer, la beauté des Haïtiens et leur disponibilité étant vantées dans des guides touristiques gays. Quand les premiers cas de sida ont été rapportés en 1981 chez des homosexuels américains, dont certains étaient d'origine haïtienne ou avaient été en vacances à Haïti, Haïti devint rapidement un pays à éviter surtout pour les touristes sexuels. L'industrie du tourisme va s'effondrer brutalement avec l'arrivée du sida, passant de 75 000 visiteurs en 1982-1983 à 10 000 en 1984. Une des principales sources de devises pour l'île allait disparaître en quelques années. Les touristes ne sont jamais revenus ! Cette singularisation d'une nationalité a causé au peuple haïtien des torts irréparables et l'énorme tremblement de terre de 2010, puis l'épidémie de choléra (importée par les casques bleus népalais) n'a pas amélioré l'attractivité du pays.

Hemo-Carribean, le commerce du sang

De la même façon qu'un dispensaire antivénérien avait joué le rôle potentiel d'accélérateur épidémique à Léopoldville, il est très probable que la petite entreprise du commerce du sang et de ses dérivés, Hemo-Carribean, ait joué un rôle semblable mais à l'échelle du continent nord-américain, voire au-delà. Il est difficile d'imaginer combien peut rapporter gros le commerce du sang, surtout quand on peut payer les donneurs une bouchée de pain. Et quoi de mieux pour ses assoiffés du sang des autres que Haïti, où donner son sang devenait une source de revenus possible pour une population jetée dans la misère duvaliériste.

Tout reposait sur une seule clinique mais quelle clinique : 850 donneurs par jour, parfois prélevés en très grande quantité, 200 employés, ouverture 6 jours sur 7, de 6 h 30 à 22h, et pour finir 6 000 litres de plasma exportés vers les États-Unis chaque mois. Quelle activité ! Et quel juteux commerce puisque chaque don est payé environ 3 à 4 dollars alors que la même quantité de plasma pouvait rapporter 35 dollars. On estime que 6 000 Haïtiens ont vendu leur sang. Ils venaient environ une fois par semaine, pendant un an et demi, et nombre d'entre eux étaient infectés par le VIH. Même si après un an et demi d'activité, en novembre 1972, la juteuse entreprise de commerce du sang fermait ses portes, des quantités astronomiques de sang et de ses dérivés avaient été exportés vers les États-Unis et d'autres pays occidentaux. En effet, aux États-Unis, les stocks de plasma exportés d'Haïti sont gérés comme n'importe quelle denrée, via un courtier en plasma, rachetés par quatre grandes sociétés pharmaceutiques et redistribués dans plusieurs pays des deux côtés de l'Atlantique.

De Haïti aux États-Unis et à l'Europe

Selon l'hypothèse retenue, le VIH est passé d'Haïti à New York par un touriste sexuel gay, ou d'Haïti à beaucoup d'endroits dans le monde par le commerce du sang à partir d'une tête de pont américaine. Le plus probable est qu'il s'agisse des deux en même temps puisque, à un an près, les premiers cas de sida ont été observés chez des homosexuels en 1981, puis des hémophiles (transfusés) en 1982. En fait on estime que le VIH est passé d'Haïti à New York en 1971. Et dès la fin des années 1970, le virus circulait dans les trois groupes à haut risque de transmission, homosexuels, toxicomanes par voie intraveineuse et hémophiles, grand receveur de dérivés du sang aux États-Unis et ailleurs dans les pays d'Europe de l'Ouest.

8

Sida

Le sida est le stade ultime du développement de l'infection par le virus de l'immunodéficience humaine (VIH). Comme il s'écoule en moyenne huit à dix ans entre l'acquisition du VIH et l'apparition du sida, une fois le sida identifié dans un groupe à risque, le VIH est déjà très répandu dans ce groupe. En fait, les cas de sida représentent seulement le sommet de l'iceberg, donnant une toute petite idée de l'importance du nombre de personnes infectées par le VIH, pas encore malades du sida mais déjà contagieuses.

Je ne reviendrai pas sur toutes les affaires qui ont émaillé l'histoire de l'infection VIH. Il y en a eu beaucoup (retard volontaire d'enregistrement des tests sérologiques américains, affaire de la cyclosporine…) et on en trouve la trace dans de nombreux livres, déjà cités ou dont les lecteurs trouveront la référence dans la bibliographie. J'ai préféré me focaliser sur des éléments inconnus ou mal connus de l'histoire de l'infection VIH en France. Mais je reviendrai quand même sur l'affaire du sang contaminé.

Des cas de sida dès les années 1970

L'histoire du sida illustre parfaitement les propos de Charles Nicolle, un des papes des maladies infectieuses, prix Nobel de médecine en 1928, dans son livre *Destin des maladies infectieuses*, publié pour la première fois en 1930 sous un titre légèrement différent. Il y écrit : « Il y aura donc des maladies nouvelles, c'est un fait fatal. Un autre fait aussi fatal est que nous ne saurons jamais les dépister dès leur origine. [...] Il faut aussi bien se résigner à l'ignorance des premiers cas évidents. Ils seront méconnus. »

Et c'est exactement ce qui s'est passé avec le sida (comme plus tard, avec la Covid-19 ou avec la variole du singe). Des cas de sida, officiellement reconnu en 1981, seront identifiés rétrospectivement, bien avant, grâce à des tubes de sang ou des prélèvements d'organe conservés dans des congélateurs parce que les cliniciens qui s'occupaient du malade avaient trouvé l'histoire inhabituelle ou inexpliquée. Ainsi le premier cas de sida a probablement été observé aux États-Unis à Saint-Louis (Missouri), chez un jeune homme de quinze ans, homosexuel, décédé en mai 1969. Le diagnostic sera confirmé rétrospectivement en 1987. En Europe, les trois premiers cas peuvent être regroupés puisqu'il s'agit d'un couple et d'un de leurs trois enfants, tous trois décédés à Copenhague au Danemark. Le mari était un marin, probablement contaminé par voie sexuelle lors d'une escale en Afrique centrale avant 1966. Sa femme a été infectée par voie sexuelle avant 1967 puisqu'elle a transmis le

VIH, par voie materno-fœtale, à sa fille née en 1967 mais pas à ses deux filles aînées. Tous les trois sont décédés en 1976. Les deux sœurs aînées, nées probablement avant que leur mère soit infectée, ont survécu.

Ces cas isolés ont constitué des impasses épidémiologiques car ils n'ont pas amorcé de chaînes de transmission. On peut dire, *a posteriori*, que l'épidémie de sida a réellement commencé en 1969 aux États-Unis et en 1976 en Europe. Mais à cette époque, on ne sait rien de la situation en Afrique centrale où elle a en fait débuté une décennie plus tôt. Il est certain que nombre de personnes sont décédées d'un sida en ces temps-là au Zaïre, mais ces premiers cas n'ont pas été reconnus. Les conditions d'exercice de la médecine étaient rudimentaires et, surtout, aucun tube de sang ni fragment d'organe n'avaient été conservé dans des congélateurs, inexistants en Afrique centrale à cette époque.

Le sida officiellement reconnu aux USA en juin 1981

Le 5 juin 1981, les cinq premiers cas de sida sont publiés dans le *MMWR* (*Morbidity and Mortality Weekly Report*), le bulletin épidémiologique des CDC (Centers for Disease Control), les grands centres de surveillance des maladies aux États-Unis. Il s'agissait d'hommes jeunes, tous homosexuels et hospitalisés entre octobre 1980 et mai 1981 dans trois hôpitaux de Los Angeles pour une pneumonie grave et d'autres infections très rares, visibles seulement chez des patients immunodéprimés.

C'est quelques jours plus tard, le 7 juin 1981, selon son livre autobiographique, que Willy Rozenbaum, infectiologue, exerçant à l'hôpital Claude-Bernard de Paris (hôpital entièrement dédié aux maladies infectieuses et aujourd'hui disparu), voit son premier patient atteint de sida, un steward homosexuel. Il fait le lien tout de suite avec la maladie décrite aux États-Unis car il a lu le matin même l'article du *MMWR*. Mais quatre cas seront retrouvés antérieurement à celui-ci en France.

Quelques semaines plus tard, le 4 juillet 1981, le même journal *MMWR* publiait l'expérience des médecins de New York et de San Francisco avec vingt-six malades atteints de maladie de Kaposi et parfois de la même pneumonie grave. Il s'agissait surtout de jeunes homosexuels mais il s'y glissait quelques hétérosexuels. La maladie de Kaposi, maladie dermatologique stigmatisante par les lésions cutanées inesthétiques (taches noires violacées plus ou moins étendues sur la peau), était qualifiée à l'époque de « cancer gay ». Cette maladie est aussi un marqueur clinique d'immunodépression (ou d'immunodéficience). Pendant ce temps-là, en France, Willy Rozenbaum contacte un pneumologue de l'hôpital Tenon, Charles Mayaud, spécialiste des pathologies pulmonaires de l'immunodéprimé. Ils se rendent compte qu'ils ont déjà vu passer quatre autres malades qui pourraient correspondre à cette définition, deux à l'hôpital Tenon et deux à l'hôpital Claude-Bernard au cours des deux années précédentes, deux femmes et deux hommes apparemment non homosexuels. Et surtout, trois d'entre eux, les deux femmes et l'un des hommes, avaient un lien avec l'Afrique. Les deux médecins apprendront avant la fin de l'année 1981 que deux autres cas de maladie de Kaposi étaient suivis à l'hôpital Tarnier, un hôpital dermatologique parisien, par le Dr Lessana-Leibowitch, sœur de Jacques Leibowitch, une brillante dermatologue, trop tôt disparue.

Le terme d'immunodéficience acquise (*new acquired cellular immunodeficiency*) sera utilisé pour la première fois dans un article du *New England Journal of Medicine* où l'auteur décrit, en décembre 1981, une diminution importante des lymphocytes CD4 chez quatre de ces malades. Ce numéro de décembre 1981 de la prestigieuse revue comprenait en fait trois articles sur ce qui allait devenir le sida. Il est exceptionnel pour une telle revue de consacrer trois articles à une même maladie, encore inconnue. Ils ne s'étaient pas trompés sur son importance à venir. Quatorze cas de pneumonie grave vus à New York, le premier remontant à juillet 1979, sont ainsi rapportés. Tous ces patients avaient également un déficit lymphocytaire et, fait important, tous n'étaient pas homosexuels, il y avait cinq hétérosexuels, tous toxicomanes. Le syndrome devenait l'affaire d'autres groupes à risque que les gays.

Le groupe de travail français sur le sida

Willy Rozenbaum pense, au début de l'année 1982, à la constitution d'un groupe de travail sur le sida qu'il appelle dans son livre « un centre d'épidémio-vigilance » et qu'il rattache à l'hôpital Claude-Bernard où il était chef de clinique en maladies infectieuses. Le groupe comprend les pionniers de la recherche sur le sida en France, beaucoup d'amis de Willy Rozenbaum : Serge Kernbaum, infectiologue, Charles Mayaud, pneumologue, Odile Picard et Jean Revuz, dermatologues, Jean-Claude Gluckman et David Klatzmann, immunologistes, et Didier Seux, psychiatre qui sera assassiné par un malade. Trois médecins de santé publique du ministère de la Santé, Élisabeth Bouvet, Jacques Chaperon et Claude Weisselberg, viennent compléter ce groupe. Ils sont rejoints par les Drs Louis-Dominique Lachiver (le premier à avoir parlé de « santé sexuelle ») et Claude Villalonga, deux membres de l'Association des médecins gays, et Jacques Leibowitch, immunologiste, qui a compris très rapidement, que nous avions affaire à une épidémie naissante et qui envisageait aussi de créer un groupe de travail. Aucun des membres du groupe ne semble se souvenir de la date exacte de la première réunion, en mars ou avril 1982. Une certitude, c'était à l'hôpital de la Pitié-Salpêtrière dans le service du Dr Jean-Claude Gluckman, une fin d'après-midi. À l'été 1982, deux virologues, Françoise Brun-Vézinet et Christine Rouzioux, rejoignent le groupe ainsi qu'un épidémiologiste, Jean-Baptiste Brunet. En décembre 1982, le groupe est au complet, comprenant une bonne douzaine de membres alors qu'on ne recensait que vingt et un cas de sida en France.

Le « Groupe de travail français sur le sida » réunissait alors les principaux protagonistes qui planchaient autour de cette épidémie naissante, concentrés sur la recherche de l'agent responsable. Les différentes spécialités médicales impliquées dans la prise en charge des malades étaient représentées : maladies infectieuses, virologie, immunologie, épidémiologie et santé publique, en plus de deux médecins du milieu associatif gay. Ce groupe de travail sera à la base de la découverte, en février 1983, du VIH, virus responsable du sida. Il est notable qu'à cette époque il n'y avait aucun chercheur de l'Institut Pasteur dans ce groupe. Il s'agissait pour la plupart de trentenaires et seuls deux d'entre eux étaient à l'époque professeurs. Beaucoup des médecins du groupe étaient considérés comme des originaux, voire des marginaux, avec pour certains un passé gauchiste, voire trotskyste, ne faisant pas la joie de leurs patrons de l'époque. Ils resteront jusqu'au bout un peu marginalisés, même si pas mal d'entre eux devaient devenir professeurs. Ils seront toujours très attentifs à éviter la stigmatisation des minorités (gays, toxicomanes, migrants africains), cibles du sida. Il est plus difficile d'y retrouver la part de chacun même si le rôle de certains est bien connu. Les deux leaders, agitateurs d'opinion, étaient certainement Willy Rozenbaum et Jacques Leibowitch, pour des raisons différentes. Le premier était en première ligne dans la prise en charge de ces malades grâce à un solide réseau et à ses compétences cliniques. Le second était à l'interface des disciplines concernées par le sida (maladies infectieuses, immunologie, virologie) et surtout, à la différence de Willy Rozenbaum, parlait couramment anglais et avait fait de la recherche en immunologie pendant deux ans aux États-Unis. Rétrospectivement, je n'ai pas beaucoup de doute quant au fait que c'est lui qui avait les capacités de voir le plus loin, j'y reviendrai.

La maladie des quatre « H »

Les spécialistes de santé publique, face à une épidémie, essaient de repérer les groupes à haut risque pour la circonscrire avant qu'elle ne déborde des groupes à risque identifiés. Pour le sida, l'hésitation a duré plus d'un an. Il était difficile de désigner d'emblée le seul groupe des homosexuels même si c'était parmi eux que les premiers cas avaient été décrits. Il était de toute façon déjà trop tard car on se rendra compte, rétrospectivement, notamment à San Francisco, une fois les tests sanguins disponibles et les tubes de sang ressortis du congélateur, que le pourcentage d'homosexuels infectés par le VIH était de 5 % en 1978, 19 % en 1979, 33 % en 1980, 44 % en 1981 et 67 % en 1984. Mais en attendant, en 1982, on ne voulait pas, pour diverses raisons qui relèvent plus de la politique que de la science, voir en face la réalité de la transmission sexuelle dans un groupe à très haut risque du fait de son comportement sexuel. Il est interpellant de voir que les mêmes erreurs se sont reproduites avec l'arrivée de la variole du singe dans ce même groupe à risque en mai 2022. L'histoire ne sert malheureusement à rien ! Diverses hypothèses ont alors été évoquées pour expliquer que seule cette communauté était touchée à l'époque : l'usage des poppers (un stimulant sexuel largement utilisé par inhalation, un ancêtre du chemsex), l'épuisement du système immunitaire (provoqué par les infections répétées, notamment les IST), une infection par le cytomégalovirus (un virus ubiquitaire cosmopolite). Jusqu'à se rendre compte, fin 1981, que les cas de sida touchaient aussi les toxicomanes par voie intraveineuse, les Africains, les Haïtiens et les hémophiles. En fait, pour les hémophiles américains, patients multitransfusés, il était aussi déjà trop tard. L'étude rétrospective de tubes de sang conservés dans des congélateurs a montré que la moitié d'entre eux était déjà infectée dans l'État de Géorgie, en 1981, et en Californie le chiffre atteignait 85 % en 1984. Plus de la moitié des 20 000 hémophiles américains vont développer le sida.

Il faudra attendre l'année suivante, 1983, pour que les CDC, centres de contrôle des maladies aux États-Unis, se jettent à l'eau, et identifient quatre groupes à risque, résumés aux « 4H », pour Homosexuels, Haïtiens, Hémophiles et Héroïnomanes. Pourquoi les Haïtiens ? Non seulement beaucoup des homosexuels avec le sida étaient passés par Haïti, un paradis pour touristes sexuels gays, ou avaient des connections avec des Haïtiens installés aux États-Unis, mais en Floride les principaux malades étaient aussi des migrants d'origine haïtienne. C'était une vision très américaine de l'épidémie qui n'aura pas duré mais le mal était fait. Les Haïtiens n'auraient jamais dû se retrouver dans ces groupes à risque alors que l'on savait déjà, en Europe, qu'il y avait des patients originaires d'Afrique centrale. À raison, les Haïtiens ont été retirés de cette classification par les CDC en 1985. Quant aux homosexuels, aux hémophiles et héroïnomanes, leur présence s'expliquait par les deux principaux modes de transmission identifiés jusqu'alors, la voie sexuelle pour les premiers et la voie sanguine pour les deux autres groupes. La troisième voie de transmission, de la mère à l'enfant au cours de la grossesse, fut repérée plus tard.

Le sida aux quatre coins de l'Europe dès 1981

Dès 1981, plusieurs cas de sida sont confirmés dans beaucoup de pays européens (Danemark, Angleterre, Espagne, Suisse, Allemagne, Belgique). Mais c'est en France que le nombre de cas est le plus élevé : dix-sept cas rapportés à la fin 1981. En 1982, on observe près d'une trentaine de cas et il s'agit pour la plupart d'homosexuels ayant transité par New York. Mais un tiers sont des hommes hétérosexuels et des femmes, ayant des liens soit avec Haïti, soit avec l'Afrique centrale, notamment le Congo. De plus, côté belge, dès 1982, cinq cas étaient identifiés à Bruxelles chez des Zaïrois aisés venus se faire soigner dans la capitale de l'ancienne puissance coloniale. Il n'y avait pas que les Haïtiens !

Une fois de plus, c'est rétrospectivement que l'on constatera que l'infection VIH était déjà très répandue dans certains groupes à risque en Europe. Par exemple, en Italie, chez les toxicomanes de Milan, le virus est apparu dès 1979 et en 1981, 10 % d'entre eux étaient porteurs du virus, 25 % en 1982, et deux tiers en 1985. Pourtant, aucun cas de sida n'avait encore été déclaré aux autorités de santé italiennes et les deux premiers cas italiens furent identifiés à New York en 1982 chez deux gays en vacances.

La version inconnue de la découverte par Jacques Leibowitch

C'est en janvier 1983 à l'Institut Pasteur de Paris que le virus VIH fut identifié. Mais au-delà de la découverte du virus par l'équipe de l'Institut Pasteur, à qui doit-on cette découverte ? À qui revient l'idée (triplement géniale) de rechercher un rétrovirus (plus qu'un autre virus) dans un ganglion lymphatique (au lieu du sang) chez un malade à un stade précoce (plutôt qu'au stade final de sida) ? Beaucoup prétendent qu'elle reviendrait à Willy Rozenbaum. En fait, elle revient très probablement à Jacques Leibowitch. Je partage volontiers un des derniers échanges écrits que j'ai eus avec Jacques. Je lui ai demandé sa version de la découverte du VIH en décembre 2019 et voici sa réponse. J'avais déjà commencé à écrire ce livre et il savait que je parlerai de la découverte du VIH. Il m'a donné son témoignage en toute connaissance de cause, j'en ai soustrait plusieurs parties incompréhensibles sans bagage médical. Mais je tiens évidemment le courriel original à la disposition des historiens. Cette vision peut de toute façon être retrouvée dans une interview donnée par Jacques Leibowitch à Jean-François Picard en mai 2001[1]. C'est un plaisir de lecture et on y retrouve son style très particulier. Il ne pratique pas la langue de bois et n'y cache pas ses sentiments à l'égard de certains des protagonistes de

1. http://www.histrecmed.fr/index.php?option=com_content&view=article&id=64:leibowitch-jacques&catid=8:entretiens&Itemid=101

l'histoire du VIH. Je conseille donc aux historiens la lecture de cette interview s'ils veulent avoir plus de détails. Mais je préfère partager l'échange que j'ai eu avec Jacques.

« Bon, voilà l'histoire vraie…

1/ le groupe de Travail français sur le sida se réunit pour la première fois en avril 1982 à la Salpêtrière autour de Gluckman… après que Leibo [*NDA* : il parle souvent de lui au raccourci et à la troisième personne] et Rozenbaum se soient placés tête contre tête au décours d'une réunion conférence première et débats sur la maladie de Kaposi et les infections opportunistes, organisée avec et par les médecins gays de Claude L. (mars 1982). Leibo avait déjà posé ses jalons auprès du CDC d'Atlanta (Jim Curran autographe du 12 janvier 1982), comme de quelques camarades-collègues de l'AP-HP.

2/ Le 2 août 1982, Leibo reçoit de Gilles Barbedette, écrivain proche de Michel Foucault et de Daniel Defert gravitant dans un réseau Paris-New York et ses artistes (David Hockney) et intellectuels militants (Larry Kramer), le dernier numéro de *Medical World News* (*Science et Vie* médicalisée US), quelques semaines après que les CDC m'aient informé de la nouvelle fracassante : l'agent du sida n'est pas retenu par les filtres micropores voués à la stérilisation mécanique des fractions antihémophiles. Juillet 1982, un cas informatif de sida chez un tout jeune hémophile n'ayant jamais reçu ce type de produit sanguin… ultrafiltrable, M… c'est forcément un virus on s'en doutait, mais lequel ?

3/ Leibo s'était concocté un algorithme opératoire nouant les signifiants : virus étrange venu d'ailleurs (Haïti, Afrique centrale), à tropisme lymphocytaire CD4… Et dans ce *Medical World News*, des virologues nord-américains déclinaient chacun leur candidat pathogène : virus mutants de l'hépatite B, de l'herpès, du cytomégalovirus (CMV), d'un adénovirus, etc. Et parmi eux, Robert Gallo, codécouvreur très en vue avec ses “amis” japonais de Kyushu du premier rétrovirus pathogène humanisé [*NDA* : HLTLV]. R. Gallo dénonçait sur deux lignes que [...] le virus du sida pourrait bien être un cousin de celui-ci [*NDA* : donc un rétrovirus].

4/ Bon Dieu mais c'est bien sûr [*NDA* : allusion à l'expression finale du commissaire Bourrel, héros d'une série télévisée de l'époque, *Les Cinq Dernières Minutes*, quand il avait résolu l'énigme]. Avant d'en faire état au groupe de travail en novembre 1982, je souhaitais faire un étayage ABC conséquent du modèle... Oui, l'hypothèse du virus étrange venu d'ailleurs pouvait tenir la route, d'autant que ses accotements nouaient l'ensemble Afrique centrale-Zaïre-Haïti en une conjonction historico-géographique béton, suturée par ces cadres francophones noirs accourus en coopération et en nombre depuis Haïti au Zaïre, à l'appel de Patrice Lumumba [*NDA* : figure de l'indépendance du Congo belge en 1960], pour combler le désert laissé par les Belges en fuite. Haïtiens et Haïtiennes retournés *fissa* au pays à la fin des années 1960, virés par le général Mobutu de leur coopération douce sinon “innocente” [*NDA* : voir chapitre 9].

5/ La route du rétrovirus HTLV muté pouvait alors valoir le coup d'une présentation magistrale. Cette épistémo-sémantique bluffante fut exposée telle que le 5 octobre 1982 à l'hôpital Cochin devant une bonne vingtaine de chercheurs professionnels, dont des experts de rétrovirus de grands primates et de petits murins (après visite estivale à Dominique Stéhelin, fan lillois des rétrovirus de poules). Présentation faite à l'invitation aimable – suivant sollicitations – du professeur Jean-Paul Lévy. En résumé, une épidémie de rétrovirus, variant HTLV, émergeant d'Afrique centrale en passant par Haïti. Y aurait pas un rétrovirologue français dans la salle pour y mettre ses pipettes et ses neurones ? Et ben non. À la sortie du staff, applaudissements, congratulations, et puis, rien… mais pas tout à fait rien : Leibo, vous cherchez un spécialiste de rétrovirus humains ? Voici le téléphone de Robert Gallo à Bethesda (Maryland), vous l'appelez de ma part, on s'est croisés par-ci par-là, c'est le maître dans le domaine. À Pasteur, il y a bien Luc Montagnier et son groupe [*NDA* : il ne connaissait pas l'existence de Jean-Claude Chermann], mais ils jouent 83e dans la rétro virologie mondiale… si vous voulez assurer votre coup, faites-le avec Gallo.

6/ Et Columbo [*NDA* : il s'affuble aussi du nom du lieutenant de police, héros de la série TV américaine du même nom] s'en retourna chez lui, un tant soit peu déconfit… prenant assurance et détermination qu'il ne ferait pas affaire avec les spécialistes HTLV du Japon vu les éléments suivants : a/ le décalage horaire anti-physiologique avec l'Orient-Extrême, b/ son expérience de communications ésotériques en anglais japonisé, c/ le ministre de la Santé du coin avait déclaré qu'il ne pouvait pas y avoir de sida au Japon, vu qu'il n'y avait pas d'homosexuels non plus. Et portant fébrilement le numéro de Gallo à Bethesda, Columbo se prépara à une conversation théâtrale en langue anglo-américaine, – qu'il avait bien pratiquée et appréciée dix ans plus tôt à Boston–Harvard.

7/ Introduction-traduction : Madame la Secrétaire, je vous appelle de Paris. Médecin français, professeur-assistant en immunologie médicale, président du groupe de travail français sur sida/infections opportunistes/Kaposi [*NDA* : on n'a jamais su clairement qui était le président du groupe de travail entre Willy Rozenbaum et lui]. En quelques mots clés que vous voudrez bien, s'il vous plaît, transmettre à Robert Gallo, voici… [*NDA* : il lui propose, en anglais, des échantillons venant de trois patients hospitalisés en France pour traquer le virus]. Et quelques jours plus tard, Robert Gallo appelle de Bethesda pour demander : “*What do you have ? What do you want ?*”

8/ Mi-novembre 1982, Leibo se retrouve dans le bureau directorial du Dr Paul Prunet, responsable Recherche et Développement de Pasteur Vaccins à Marnes-la-Coquette, à trois cents mètres du bureau de Leibo à Raymond-Poincaré Garches… exposant à l’équipe Prunet l’hypothèse rétrovirale HTLV-like du sida parti d’Afrique francophone telle qu’élaborée ès qualités par le Président Intérimaire du Groupe de Travail Français sur le sujet. Informations transmises par Prunet dès le lendemain à l’équipe Montagnier, dont Jean Claude Chermann.

9/ C’est alors et alors seulement – fin novembre 1982 – que j’invite Willy Rozenbaum à La Closerie des Lilas [*NDA* : bar chic situé à Port-Royal, côté Montparnasse] pour lui impartir, en avant-première, hors Groupe de travail, le toutim, soit un rétrovirus de type HTLV pour le sida. Pédagogue, j’épelle le mot rétrovirus qu’il découvre, “avec ou sans é”, l’instruis sur l’ouvrage rétroviral d’un fameux Robert Gallo, dessine sur le papier de la table à café la coupe schématique d’un ganglion lymphatique normal, avec ses régions spécialement riches en lymphocytes CD4+. Il suffit de prélever un ganglion superficiel d’un patient pré-sida lymphadénopathique [*NDA* : avec des gros ganglions, survenant en général à un stade pré-sida], de le mettre en suspension monocellulaire dans une boîte de Pétri stérile (manip élémentaire pratiquée en routine à Boston sur de multiples ganglions de cobaye en 1970-72), avec du liquide de culture *ad hoc*, pousser avec de l’IL2 – T Cell Growth Factor développé dans le labo de R. Gallo quelques années auparavant – et rechercher dans le surnageant l'activité enzymatique reverse transcriptase. Rozenbaum jure qu'il n'a jamais mis les pieds à La Closerie des Lilas, avec ou sans moi. OK, mais Prunet a produit son témoignage de première main : oui, suivant mon exposé, il a appelé les pasteuriens de Paris, Chermann et Montagnier [...] pour leur dire que Gallo poussait l'hypothèse rétrovirale HTLV SIDA [...] et qu'il faudrait que Pasteur Vaccins teste les sangs nord-américains illégalement destinés à la préparation du vaccin hépatite B pour la présence ou non d'anticorps anti-HTLV ».

Le rôle prépondérant de Jacques Leibowitch se trouve confirmé par plusieurs témoignages, non seulement de Paul Prunet, mais aussi de Luc Montagnier et Robert Gallo. Paul Prunet reconnaît avoir été en contact avec Jacques Leibowitch en novembre 1982, en ces termes : « Petit retour sur l'histoire de la recherche sur le sida en France, Jacques Leibowitch va s'engager vers l'hypothèse d'un virus inconnu, de type rétrovirus, semblable peut-être au premier rétrovirus pathogène humain. Jacques Leibowitch arrive (novembre 1982) à l'Institut Pasteur qui vient de commercialiser le premier vaccin contre l'hépatite B. L'intérêt que ses responsables portent à l'hypothèse rétrovirale de Jacques Leibowitch (risque potentiel pour la sécurité de leur vaccin) va les conduire [...] à intervenir auprès de l'équipe de Luc Montagnier, les invitant à s'intéresser [...] à l'hypothèse rétrovirale de Jacques Leibowitch. Il faut retenir que c'est bien l'hypothèse initiale de

Jacques Leibowitch qui a orienté cette recherche… confirmée par l'équipe pasteurienne ».

Quand à Luc Montagnier, il écrit dans une lettre publiée dans *Nature Medicine*, en réponse à un article de Françoise Barré-Sinoussi : « Je souhaite corriger et développer les propos tenus par mon ancienne collaboratrice, Françoise Barré-Sinoussi[1]. Je réalise que quelques détails de notre travail collaboratif pourraient s'être effacés de la mémoire de ses contributeurs, mais les documents originaux comme les carnets de laboratoire et les témoignages initiaux restent disponibles. L'affirmation par Françoise que “nous étions convaincus que nous avions à faire avec un nouveau rétrovirus” devrait plus être considérée comme le résultat d'une cascade d'événements. Notre groupe à l'Institut Pasteur cherchait un virus comme le human T Cell Lymphotropic virus (HTLV). Cela avait déjà été suggéré par Robert Gallo et nous avait été proposé en premier par Jacques Leibowitch et Paul Prunet de Pasteur[2] ».

Des propos confirmés par Robert Gallo en personne : « Luc Montagnier était en partie stimulé par nos idées apportées en France par le clinicien Jacques Leibowitch[3] ».

De façon amusante, Jacques Leibowitch a profité de notre échange épistolaire pour commenter un

1. *In* « The early years of HIV research : integrating clinical and basic research », *Nature Medicine* 2003 ; 9 : 844-6.

2. « Historical accuracy of HIV isolation », *Nature Medicine* 2003, 9 : 1235.

3. « A reflection on HIV/AIDS research after 25 years », *Retrovirology* 2006, 3 : 72.

article d'Éric Favereau, journaliste médical plutôt bien informé, paru dans *Libération* (« Bisbilles au labo », 29 juillet 2011). Éric Favereau passe en revue, près de trente ans après les faits, « les rivalités entre scientifiques autour de la découverte du virus responsable du sida, en 1983 » en prenant quelques libertés avec l'histoire selon Jacques Leibowitch. L'article est en libre accès sur internet. Jacques Leibowitch ne reprend que la partie des propos qui le concernent [*NDA* : ses commentaires sont entre crochets] :

« … Été 1982. En lisant la littérature scientifique [*Medical World News*, magazine de vulgarisation expressément rapporté de New York par Gilles Barbedette], Jacques Leibowitch tombe sur un papier [un paragraphe unique] que vient de publier Robert Gallo… énorme machine à l'américaine évoquant pour la première fois l'hypothèse que cela pourrait être un rétrovirus. Leibo lit le papier [trois lignes sur le rétrovirus] s'emballe, évoque aussitôt [NON, pas un mot au groupe avant novembre 82 = + 4 mois] cette piste avec le groupe de travail. “Pourquoi pas ?” [Séance mémorablement agitée s'il en fut] conclut le groupe. Jacques Leibowitch se démène, contacte aussitôt [NON, + 3 mois] les deux rétrovirologues français, le professeur Jean-Paul Lévy, spécialiste des rétrovirus des singes, et Dominique Stéhelin, spécialiste des rétrovirus des poulets. Les deux bottent en touche, évoquant le fait, raconte Jacques Leibowitch, que les rétrovirus, “cela ne concerne pas les humains”. Hiver 1982. Françoise Brun-Vézinet, avec Willy Rozenbaum, tous les deux vont à Pasteur en décembre 1982 : “Luc ne connaissait pas grand-chose, on lui explique le sida, on dit que bizarrement ce virus a l'air de tuer les cellules, que c'est compliqué. On est restés deux heures dans le bureau de Montagnier.” Lors de cette réunion, ils rencontrent aussi Françoise Barré-Sinoussi qui sera la première rétrovirologue à y travailler, et enfin Jean-Claude Chermann. Tout est en place. Mais il manque la bonne idée. Et là, nul ne le conteste, c’est Willy Rozenbaum qui l’a [après que J. Leibowitch en tête à tête en novembre 1982 lui ait épelé le mot et le sens de “rétrovirus” à La Closerie des lilas, en dessinant sur le papier-table de la brasserie le schéma d’un ganglion lymphatique pour étudiant en médecine, avec ses zones de lymphocytes CD4] en prélevant un bout de ganglion sur un malade en tout début d’infection, donc à un moment où les cellules n’ont pas encore été trop tuées par ce mystérieux agent. Le prélèvement [*NDA* : de ganglion] est effectué le mercredi 5 janvier 1983. Willy l’apporte à l’Institut Pasteur en fin d’après-midi à moto. Bizarrement, Willy et Françoise Brun-Vézinet ne disent rien au groupe de travail. “On l’a fait en douce, allez savoir pourquoi”, lâche, ironique, Françoise Brun-Vézinet. »

Je laisse les commentaires de Jacques Leibowitch en lettres capitales car c’est ainsi qu’il me les a dictés ; cela traduit l’amertume d’avoir été court-circuité, amertume ressentie jusqu’à sa mort : « [BEN OUI, POURQUOI ? PARCE QUE L’OUVREUR PROPAGATEUR MOTIVATEUR 1982-83 ACTEUR-TÉMOIN IMPASSABLE DE LA FILIATION GALLO-HTLV / MONTAGNIER-LAV NE DEVAIT PAS APPARAÎTRE COMME TEL]. »

L'affaire du ganglion

Ainsi, selon Jacques Leibowitch, tout se serait joué lors d'un déjeuner à La Closerie des Lilas. C'est là qu'il aurait exposé à Willy Rozenbaum, au moment du café, l'idée d'aller chercher le virus dans le ganglion lymphatique d'un de ces malades avec gros ganglion. Il aurait même fait un dessin sur la nappe pour expliquer la raison de rechercher le virus dans un ganglion (là où on trouve la plus grande quantité de virus, surtout au stade où les ganglions sont gonflés). Mais contrairement à Picasso qui dessinait aussi beaucoup sur les nappes en papier, l'exemplaire n'a pas été conservé. Jacques Leibowitch, immunologiste à Garches, n'avait pas accès à beaucoup de malades mais il avait le bagage scientifique, les connexions américaines et le génie qui lui permettaient d'avoir la meilleure vision des choses. Il semble aussi que Willy Rozenbaum, qui suivait le plus grand nombre de malades à Paris, et Françoise Brun-Vézinet, une virologue du groupe de travail, ont sollicité les rétrovirologues de l'Institut Pasteur après Jacques Leibowitch. Et le rétrovirologue, en tout cas celui qui donnait l'unique cours de rétrovirologic à l'Institut Pasteur, à l'époque, c'était Jean-Claude Chermann. La réunion clé s'est apparemment tenue dans le bureau de Luc Montagnier en présence ou en l'absence de Jean-Claude Chermann selon les différents témoignages.

On trouve dans l'article susmentionné d'Éric Favereau une bonne description de Jacques Leibowitch :

« Chercheur, clinicien et biologiste, l'homme est unique. Brillant, confus, on ne peut discuter avec lui sans qu'il vous engueule. Des idées, il en a en pagaille. Il charme autant qu'il agace. » On y trouve aussi certaines des autres raisons potentielles de sa mise à l'écart : « Décembre 1981. Ça sent déjà le conflit. Pour Leibo, le premier malade français, c'est ce Portugais [*NDA* : vu en 1979 par Leibo à la demande d'Adrien Gérard Saimot à l'hôpital Claude-Bernard], et non le steward qu'a examiné en juin 1981 Willy. Peu importe, ce n'est pas encore la guerre. Plutôt une émulation bruyante. Été 1982. À Paris, Leibo se lie avec Robert Gallo. Un peu trop. En tout cas, à Paris, les premières distances se créent. Fin janvier, ça y est, Françoise Barré-Sinoussi a la surprise de sa vie. La porte est ouverte, la voie est tracée, le groupe de travail peut désormais se déchirer. Jacques Leibowitch claque la porte, prenant fait et cause pour Robert Gallo dans la querelle de paternité qui va bientôt se développer. Françoise Brun-Vézinet [*NDA* : virologue, membre du groupe de travail ayant fait le *go-between* entre Pasteur et Willy Rozenbaum] : « vous vous rendez compte, Pasteur ne va pas déposer de brevets avant plusieurs mois, permettant toutes les polémiques. Quels amateurs ! » Amusant… On aurait presque pu dire la même chose du groupe de travail. » conclut Éric Favereau !

Le VIH identifié en France en janvier 1983

Le 3 janvier 1983, le ganglion lymphatique de M. Bru (il mourra du sida en 1988), un styliste, suivi par le Dr Willy Rozenbaum, dans le service des maladies infectieuses du Pr Marc Gentilini à l'hôpital de la Pitié-Salpêtrière à Paris, est prélevé. Hasard de l'histoire, j'ai exercé dans ce service à partir de 1989, et l'ai dirigé pendant huit ans, jusqu'en janvier 2022. J'ai souvent entendu mon ancien patron, Marc Gentilini, dire que le virus avait été dénommé initialement LAV non parce qu'il avait été isolé d'un ganglion comme on aurait pu le penser, mais parce qu'il avait été isolé chez un malade hospitalisé au pavillon Laveran, LAV comme Laveran… La guerre des noms. Car LAV était plutôt l'acronyme classique de Lymphadenopathy Associated Virus, virus associé à cette maladie marquée par de multiples adénopathies, c'est-à-dire des ganglions lymphatiques pathologiques.

Le bout de ganglion a été transporté dans une sorte de pot à lait de la Pitié-Salpêtrière à l'Institut Pasteur par Françoise Brun-Vézinet en voiture ou par Willy Rozenbaum à moto (selon les témoignages). La culture virale était entretenue grâce à du sang prélevé chez l'un ou l'autre des deux médecins présents sur place, soit Jean-Baptiste Brunet, soit David Klatzmann. Le virus responsable du sida, le VIH, fut découvert par Françoise Barré-Sinoussi dans le laboratoire de Jean-Claude Chermann qui était non seulement son aîné mais aussi son mentor. En revanche, fait important, ce laboratoire dc l'Institut Pasteur était rattaché administrativement à Luc Montagnier qui n'a participé à cette découverte que par sa position de chef. La présence d'un rétrovirus fut suspectée, devant la détection d'une activité reverse transcriptase, par les deux acolytes (Barré-Sinoussi et Chermann) le 21 janvier 1983, et le virus est visibilisé au microscope sous forme de « bourgeon charnu » le 4 février 1983. Le VIH venait d'être découvert.

Le travail a été publié en mai 1983 dans la prestigieuse revue *Science*[1]. Les places d'auteurs sont principalement occupées par les scientifiques ou les techniciens de l'Institut Pasteur. Parmi les membres du groupe de travail sur le sida, le groupe d'où a émergé l'idée, trois seulement figurent parmi les douze signataires : deux virologues (Françoise Brun-Vézinet, et Christine Rouzioux) et le clinicien qui s'occupait de Mr Bru (Willy Rozenbaum). Quant à Jacques Leibowitch, qui a probablement donné l'idée de prélever le ganglion à Willy Rozenbaum, il ne figure même pas sur la publication princeps. Jacques Leibowitch avait l'habitude de dire : « c'est le clinicien qui guide la pipette ». Le clinicien, c'est le médecin qui suit le malade. Mais au final, un seul clinicien se retrouve sur la publication de *Science*. La bataille de la reconnaissance nationale est terminée. Elle n'est rien par rapport à la guerre franco-américaine qui va suivre.

1. Barré-Sinoussi F., Chermann J.C., Rey F., Nugeyre M.T., Chamaret S., Gruest J., Dauguet C., Axler-Blin C., Vézinet-Brun F., Rouzioux C., Rozenbaum W., Montagnier L., « Isolation of a T-lymphotropic retrovirus from a patient at risk for acquired immune deficiency syndrome (AIDS) », *Science* 1983 ; 220 : 868-71.

La fin du groupe de travail français sur le sida

L'histoire de la découverte du VIH a été largement décrite dans différents livres, avec des nuances, par ses principaux protagonistes : Françoise Barré-Sinoussi (la virologue de l'Institut Pasteur), Jean-Claude Chermann (le grand oublié du prix Nobel), Jacques Leibowitch (l'immunologiste de Garches), Willy Rozenbaum (l'infectiologue de Claude-Bernard puis de la Pitié-Salpêtrière) et Luc Montagnier (le chef de service à l'Institut Pasteur).

Leur lecture fait parfois penser à *Rashōmon* (1950), célèbre film japonais d'Akira Kurosawa où les trois témoins (un paysan, un bûcheron, un prêtre) d'une scène de meurtre et de viol ont une interprétation différente de celles de la femme violée et du samouraï assassiné qui s'exprime par l'intermédiaire d'un médium. Ainsi sont rapportées cinq versions différentes des mêmes faits. Le film est fait de cinq témoignages où chaque protagoniste va donner la version qui le flatte le plus. Dans son autobiographie, Kurosawa avoue son intention d'éclairer sur la nature humaine : « L'homme est incapable d'être honnête avec lui-même. Il est incapable de parler honnêtement de lui-même sans embellir le tableau. Ce scénario parle de gens comme ça… ce genre d'individus qui ne peuvent survivre sans mentir pour se montrer meilleurs qu'ils ne le sont vraiment. Il montre également que ce besoin de faussement se flatter continue même dans la tombe puisque même le personnage mort ne peut s'empêcher de mentir sur lui-même en parlant à travers le médium. L'égoïsme est un péché que l'être humain porte en lui depuis la naissance et c'est le plus difficile à combattre. »

Le groupe va ensuite doucement péricliter, miné par l'affaire du ganglion, les querelles d'ego et les ambitions personnelles. À l'époque Jacques Leibowitch avait déjà quitté le groupe. Chacun pense désormais à sa carrière, qui fut brillante pour la plupart d'entre eux.

L'affaire du sang contaminé

Il est impossible de passer sous silence l'affaire du sang contaminé. Elle a fait l'objet de plusieurs documents dont il faut retenir le livre du Dr Anne-Marie Casteret (1948-2006), journaliste médicale courageuse de *L'Événement du jeudi* qui a parfaitement décrit l'affaire dans *L'Affaire du sang* (La Découverte Enquêtes, 1992). C'est elle qui a révélé le scandale, le 25 avril 1991, en publiant un rapport du Centre national de transfusion sanguine (CNTS), daté du 29 mai 1985, dans lequel il est écrit que « la plupart des lots de produits sanguins à destination des hémophiles sont contaminés par le virus du sida », et que dans l'attente de leur remplacement par des produits chauffés, il fallait « écouler les stocks ». En fait, les spécialistes savaient dès le printemps 1984, grâce à une enquête d'Anne-Marie Couroucé présentée aux journées de coordination des Centres de transfusion sanguine (CTS), le 13 mars 1984, que les hémophiles étaient déjà contaminés par le virus du sida. Et ils en auront la confirmation en janvier 1985, une fois connus les résultats de l'enquête de François Pinon et Jacques Leibowitch menée à la fin 1984. Ce drame s'est produit par négligence (version politiquement correcte) ou par cupidité (version probable). En résumé, le CNTS a sciemment distribué à des hémophiles entre mars 1984 et l'été 1985 des produits sanguins dont il se doutait qu'ils pouvaient avoir été contaminés par le virus du sida alors même qu'un procédé d'inactivation du virus (le chauffage) était connu depuis juillet 1984 et déjà pratiqué par les firmes commerciales et certains organismes de la Croix-Rouge depuis la fin 1983. Il suffisait de jeter les poches de sang non traitées mais cela correspondait à jeter trente-quatre millions de francs, de chauffer les produits sanguins à venir ou d'importer des produits sanguins chauffés, ce qui sera fait pour les jeunes enfants mais pas pour les autres. Si l'on ne voulait pas importer de produits sanguins, pour des raisons financières (coût élevé) et/ou politiques (le graal de l'autosuffisance nationale), il aurait fallu sélectionner les donneurs de sang et exclure les groupes à risque dans l'attente d'un test de dépistage sanguin.

Il est ainsi intéressant de revenir sur la politique de la transfusion sanguine vis-à-vis des donneurs bénévoles. Le 20 juin 1983, la très politique Direction générale de la santé recommandait d'informer les donneurs de sang du risque de transmission du virus du sida et d'appliquer des mesures de sélection vis-à-vis des personnes susceptibles « par leur mode de vie ou leur origine ethnique de transmettre la maladie ». Elle fait clairement allusion, sans l'écrire, à l'exclusion du don du sang des migrants d'origine haïtienne (pour l'origine ethnique) et des héroïnomanes et homosexuels (pour le mode de vie). Si les deux premiers sont assez faciles à repérer, les derniers posent un souci de stigmatisation. Ainsi le 16 juin 1983, *Libération* titre de façon provocante : « Les pédés, groupe sanguin indésirable ? » Jean-Pierre Soulier répondra pour le CNTS : « Les homosexuels n'ont pas un groupe sanguin particulier, ils représentent des individus, éventuellement à risque, dont le sang ne devrait pas, jusqu'à nouvel ordre, être utilisé en transfusion. » Il ne fallait pas les stigmatiser. On continuera de les prélever jusqu'à la fin 1983. Ils ne seront autorisés à redonner leur sang, sans période d'abstinence sexuelle (fixée à un an dans un aménagement introduit en 2016) qu'en mars 2022, soit… deux mois avant l'arrivée de la variole du singe dans ce groupe à haut risque.

Les produits chauffés, recommandés par les autorités internationales, n'arriveront qu'à partir de l'été 1985. Faute d'avoir éliminé des dons du sang les personnes à risque suffisamment tôt, d'avoir testé les dons de sang pour le VIH dès que c'était possible, et d'avoir mis à disposition des produits chauffés, on estime à 6 000-8 000 le nombre de transfusés contaminés (dont 1 000 à 2 000 d'avril à août 1985), et à 1 200 le nombre d'hémophiles infectés, soit 50 % de ceux qui sont traités régulièrement. En 1985, le pourcentage d'hémophiles infectés atteint 70 % à Paris contre 15 % à Lyon. En 1987, les taux d'infection des hémophiles vont être estimés à 75 % aux États-Unis, 48 % en France (où il existe de très grosses disparités régionales car Paris est la « capitale européenne du sida ») et 7 % en Belgique. La Belgique a trois avantages : l'autosuffisance, le fait d'être très peu touchée par le sida, et les donneurs de sang y sont bien surveillés et sélectionnés.

Les conséquences judiciaires et politiques de cette affaire expliquent son importance. Anne-Marie Casteret considère dans son livre qu'il y a trois scandales : médical, judiciaire et politique. Sur le plan médical, elle liste dix « affirmations péremptoires » qui se révéleront des mensonges. Elle conclut le volet médical en rappelant les deux thèses qui s'affrontaient. D'un côté, la thèse des « incertitudes de l'époque », de la « responsabilité collective », et de la « catastrophe mondiale ». De l'autre, la thèse des « responsabilités médicales accablantes des hauts responsables médicaux et politiques de l'époque au sein d'une irresponsabilité collective » sur fond de « silence des personnalités politiques de tous bords et des professionnels de l'éthique en France ». Le scandale financier est à la hauteur du scandale médical. Car il y a bien eu un enrichissement personnel important (se chiffrant en centaines de milliers de francs) du directeur du CNTS, Michel Garretta, et des choix financiers très discutables, menant à la faillite du CNTS avec plus de quatre cents millions de francs de dette en 1991. Tout ccla n'cmpêchcra pas Michcl Garrctta d'obtcnir la Légion d'honneur à titre exceptionnel en 1991, et de partir avec un « petit » pactole de trois millions de francs d'indemnité au moment de sa démission du CNTS en juin 1991. Quant au scandale politique, trois fautes constituent l'affaire du sang contaminé : le retard dans la généralisation du test de dépistage des dons du sang, l'absence de décision quant à la sélection des donneurs de sang et l'interdiction tardive des produits non chauffés. Un rapport de l'IGAS (Inspection générale des affaires sociales) restitue une réunion interministérielle du 9 mai 1985 où il est décidé de « retenir encore quelque temps le dossier d'enregistrement du test Abbott au Laboratoire national de la santé publique ». Autrement dit, on aurait pu dès cette époque dépister les dons de sang avec le test américain Abbott (mais on attendait le test français...) et éviter à des milliers de personnes transfusées d'être infectées. Mais Edmond Hervé, ancien secrétaire d'État à la Santé, sera le seul contre lequel seront retenues ces trois fautes. Le procès, où trois médecins sont jugés, s'ouvre le 22 juin 1992. Michel Garretta sera condamné à quatre ans de prison, les deux autres, Jacques Roux et Robert Netter, seront acquittés. Trois anciens ministres seront amenés à comparaître. Georgina Dufoix, ancienne ministre des Affaires sociales, déclare sur le plateau d'une émission TV, *7/7*, le 31 janvier 1992 : « Je me sens tout à fait responsable, pour autant je ne me sens pas coupable. » Cette phrase restera sous une forme abrégée : « responsable mais pas coupable ». Laurent Fabius, ancien Premier ministre, sera poursuivi pour la mort de trois personnes et la contamination de deux autres. La commission d'instruction lui reprochera d'avoir freiné pour des raisons financières la mise en place du dépistage systématique. Finalement les trois ministres impliqués dans l'affaire seront épargnés car la commission déclarera que les faits qui leur sont reprochés (non-assistance à personne en danger) sont prescrits. Toutes les personnes transfusées contaminées par le virus du sida seront indemnisées par l'État avant de mourir ou après être mortes du sida. Et Anne-Marie Casteret de conclure : « Une solution élégante n'a pas de prix. Dissimuler les fautes graves de 1984 et 1985 sous le problème plus général du "risque transfusionnel" va coûter, au bas mot, seize milliards de francs aux Français. »

Quant à Jacques Leibowitch, une fois de plus, il a vu les choses avant la plupart de ses collègues. En 1984, il sera un des lanceurs d'alerte les plus actifs dans l'affaire du sang contaminé. Mais il aura aussi permis de sauver la vie de centaines de patients en leur épargnant le sida transfusionnel. En effet, il attire très vite l'attention sur le risque transfusionnel important chez les hémophiles en montrant fin 1984, avec le Dr François Pinon, directeur du centre de transfusion sanguine de Cochin, que cinq sur mille donneurs parisiens sont infectés par le virus du sida. Il a en effet mis au point avec le Dr Dominique Mathez un test de dépistage artisanal qu'il appliquera ensuite à tous les dons de sang des centres de transfusion de Cochin et de l'hôpital de Garches jusqu'à la mise sur le marché des tests des laboratoires pharmaceutiques. Il a été le seul médecin à témoigner auprès de la Haute Cour de justice de la République au procès en responsabilité pénale des ministres.

La guerre franco-américaine pour la reconnaissance de la découverte

Les querelles entre Français et Américains pour s'attribuer la paternité de la découverte du VIH mériteraient d'être contés dans le détail mais cela a déjà été fait ailleurs. De plus la compréhension des différentes manipulations américaines pour minimiser la découverte française et s'en arroger la primeur nécessite un bon bagage virologique. Les deux principaux porte-drapeaux en ont été Robert Gallo, du NIH côté américain, et Luc Montagnier, de l'Institut Pasteur côté français. C'est certainement dans ce combat politique que le second a gagné ses galons de Nobel. Il est devenu le porte-étendard de la découverte française faite par Barré-Sinoussi et Chermann dans le département qu'il dirigeait administrativement. Chermann a beaucoup regretté par la suite de s'être désintéressé de cette affaire mais ce genre de combat politique l'ennuyait, à moins que l'Institut Pasteur ne l'ait mis de côté.

Pour résumer l'affaire sans langue de bois : les Français ont bien joué le jeu, partageant leur découverte avec le laboratoire américain concurrent. Mais le pape américain des rétrovirus (virus de la famille des VIH), Robert Gallo, qui était parti sur une fausse piste, celle d'un variant du HTLV, premier rétrovirus qu'il avait découvert, a semé le trouble dans les esprits pendant suffisamment longtemps pour essayer de ramener les choses à son avantage. On se rendra compte qu'il s'est même rendu coupable de fraude scientifique, aux yeux de certains, à tout le moins d'erreur scientifique attribuée à son plus proche collaborateur qui va porter le chapeau. Néanmoins, le dénouement scientifique de cette affaire n'a pas été attendu. Les autorités de tutelle de l'Institut Pasteur et de l'institut de Robert Gallo ont fini par s'accorder sur l'idée d'un partage des redevances plutôt que d'aller vers un procès à l'américaine, qui aurait été trop long et trop coûteux pour l'Institut Pasteur. La décision fut annoncée par Jacques Chirac (alors chef du gouvernement – première cohabitation) et Ronald Reagan (alors président des États-Unis), à Washington en mars 1987, alors que l'accord amiable concernait l'Institut Pasteur et le département US de la santé. C'est dire son importance politique. Le « gâteau », à savoir les redevances (des millions) liées à la découverte du virus et à la mise au point des sérologies pour en faire le diagnostic, a donc été partagé *fifty-fifty* avec les Américains. Alors que l'intégralité aurait pu revenir à l'Institut Pasteur si les Français avaient été capables de fabriquer un test sérologique plus rapidement que les Américains. Mais le test américain était prêt et fiable bien avant le test français. Les Français avaient un coup d'avance (avec la découverte du virus), ils l'ont perdu (dans la mise au point des tests sérologiques).

Prix Nobel : oubli pour Jean-Claude Chermann, nobélite pour Luc Montagnier

Néanmoins, la découverte du VIH a finalement été récompensée par le prix Nobel de médecine 2008 partagé entre Mme Françoise Barré-Sinoussi et le chef de service, Luc Montagnier, oubliant au passage un des principaux artisans de cette découverte, le chef de l'unité de rétrovirologie, Jean-Claude Chermann. La lecture de son livre *Tout le monde doit connaître cette histoire* (avec Olivier Galzi, Stock, 2009) est touchante. C'est, de fait, une grosse injustice scientifique d'avoir nommé Montagnier prix Nobel de médecine et d'avoir oublié Jean-Claude Chermann, alors que le prix Nobel comprend trois places. S'il avait dû n'y en avoir qu'un seul, cela aurait pu être lui. Alors de constater qu'ils sont deux, et qu'il n'en est pas, est un tour de passe-passe scientifique de la part du comité Nobel de Stockholm.

Mais, à la fin, les Français ont gagné : leur découverte a été reconnue par l'attribution, à eux seuls, du prix nobel de Médecine en 2008, soit vingt-cinq années après la découverte du VIH, et à peine quelques mois après la tombée des *royalties* liées aux brevets. *God bless America !* Et tant pis pour l'Institut Pasteur qui a certainement perdu des millions dans cette histoire. Mais, à dire vrai, le risque financier d'aller devant les tribunaux américains, avec ses méandres juridiques compliqués et la puissance de ses avocats, n'en valait peut-être pas la peine. On ne le saura jamais.

Et Luc Montagnier, dernier prix Nobel de médecine français (avec Françoise Barré-Sinoussi) a sombré dans le complotisme avant de décéder en février 2022, à l'âge de quatre-vingt-neuf ans. Il s'était illustré dans les dernières années de sa vie par des propos anti-vaccins et des théories foireuses sur l'origine du virus SARS-CoV 2 de la Covid-19. On pourrait croire qu'il s'agissait de signes de démence auxquels les journalistes n'ont pas fait attention. Mais pas du tout… En l'occurrence, il s'agirait plutôt des signes d'une maladie assez bien connue puisque répertoriée dans Wikipédia sous le terme de « nobélite » ou maladie des prix Nobel. Elle est définie comme « l'incapacité ou l'impossibilité, pour certains lauréats scientifiques du prix Nobel, de poursuivre des recherches scientifiques après s'être vu remettre un prix Nobel ». Mais cette définition, politiquement correcte, recouvre une tout autre réalité, celle d'une « tendance de certains nobélisés à devenir défenseurs de théories pseudo-scientifiques ou de théories du complot après avoir reçu cette récompense ». Luc Montagnier avait défendu l'idée que l'origine de l'autisme ainsi que d'autres maladies neurologiques était liée à l'émission d'ondes électromagnétiques par l'ADN. C'était aussi un fervent partisan de la mémoire de l'eau et de la téléportation de l'ADN. À l'occasion des débats sur l'origine de la Covid, il avait dit que le virus SARS-CoV 2, responsable de la Covid-19, avait été créé de toutes pièces par le laboratoire chinois de Wuhan (ce qui est très possible) en travaillant sur le virus VIH (ce qui apparaît absurde).

Luc Montagnier n'est pas le seul dans ce cas-là. Wikipédia recense une trentaine de nobélisés victimes de la

« nobélite ». Il s'agirait d'un cas particulier d'ultracrépidarianisme, un comportement qui consiste à donner son avis sur des sujets pour lesquels on n'a pas de compétence crédible ou démontrée. La personne nobélisée semble imaginer, après l'obtention de sa récompense, que toutes ses idées sont justifiées ou aussi révolutionnaires que celles qui lui ont valu le prix Nobel. Dans le cas de Montagnier, il me semble que ce n'est pas lui qui a eu l'idée première, mais il était le patron…

Vingt ans de sur-traitement anti-VIH

On doit à l'Américain Anthony Fauci, pape de l'infection VIH, la première publication concernant le traitement intermittent des patients infectés par le VIH. Dès la fin des années 1990, certains ont eu l'idée d'alléger les traitements pour soulager les patients des nombreux effets indésirables des médicaments. En France, une seule personne a porté cette idée dès cette époque, le Dr Jacques Leibowitch, véritable pionnier de l'infection VIH, que l'on retrouve encore ici. Ce n'est pas un hasard. En solitaire, il lance la cohorte Iccarre (Intermittents en cycles courts, les antirétroviraux restent efficaces), « en colloque singulier avec ses patients », dans le respect des règles hippocratiques, en 2001. Les documents peuvent être consultés dans le fonds d'archives de Jacques Leibowitch[1] réuni par Caroline Petit.

1. https://caphes.ens.fr

L'histoire du véritable combat qu'il a mené pour les traitements intermittents, de la cohorte Iccarre (2001) à l'essai Quatuor (2022), est racontée dans un article de Caroline Petit publié dans *Médecine & Science* d'août-septembre 2022. L'histoire n'est pas très connue. Elle mérite d'être racontée tant elle éclaire le paysage d'une lumière nouvelle. L'idée fondamentale est de remettre en cause le dogme d'un traitement continu (dont il ne faut pas sauter une prise) pour un traitement discontinu, source d'amélioration du confort de vie des patients, de diminution des effets indésirables cumulatifs et d'économie majeure pour la société (mais évidemment pas pour les laboratoires pharmaceutiques commercialisant les antirétroviraux). L'idée lui vient après la publication, en 2001, de l'article de l'équipe d'Anthony Fauci[1]. Cette étude inclut seulement dix patients mais introduit ce concept de traitements antirétroviraux intermittents – c'est le mot clé. Le traitement est cyclique, alternant sept jours de traitement antirétroviral avec sept jours de pause. Ce traitement intermittent, prescrit à des patients avec une charge virale indétectable, reste efficace chez huit patients sur dix. Les deux patients qui échappent à ce traitement n'ont en fait pas respecté le protocole. En plus de montrer que ce traitement allégé de moitié reste efficace, cette étude révèle une amélioration de deux effets indésirables biologiques (hypercholestérolémie, hypertriglycéridémie). Cette première étude est confirmée en 2004 par une seconde publication de la même

1. Dybul M. *et al.*, « Short-cycle structured intermittent treatment of chronic HIV infection... », *PNAS*, 2001.

équipe[1]. Sur les huit patients en protocole intermittent de sept jours avec traitement (*on*), et sept jours sans (*off*), sept sont restés avec une charge virale indétectable pendant tout le temps où ils ont suivi le protocole. Un essai comparatif (dit de non-infériorité) de ce traitement intermittent (*vs* un traitement long) est alors lancé par la même équipe américaine chez cent quarante-six patients en Ouganda. Il se conclut par un échec avec un échappement (charge virale positive) chez 31 % des patients en rythme intermittent tous les sept jours. Cet essai apporte néanmoins des données très intéressantes dans le troisième groupe, traité cinq jours sur sept (cinq jours *on* / deux jours *off*) où on observe beaucoup moins d'échecs (11 % *vs* 21 % dans le groupe en traitement continu)[2]. L'efficacité de ce traitement dans le groupe cinq jours sur sept confirme d'ailleurs les résultats d'un autre essai, FOTO, publié en 2007.

Quant à Jacques Leibowitch, il saisit dès 2001 les perspectives de l'intermittence thérapeutique ouvertes par les résultats de la première étude de Fauci en 2001. Il imagine alors un traitement antirétroviral intermittent avec une interruption thérapeutique de quelques jours, une fois la virémie contrôlée durablement. En 2002, il prescrit à deux patients un traitement cinq jours sur sept (sauf le week-end). En 2003, il ouvre ce mode thérapeutique à six autres patients, ils sont dix-neuf en 2004,

---

1. Dybul M. *et al.*, « A proof-of-concept study of short-cycle intermittent antiretroviral therapy… », *Journal Infections Disease*, 2004.

2. Reynolds S.J. *et al.*, « A randomized, controlled, trial of short cycle intermittent compared to continuous antiretroviral therapy… », *PLOS ONE*, 2010.

trente en 2005... jusqu'à atteindre quarante-huit patients en 2008, nombre justifiant le terme de cohorte observationnelle qu'il appelle alors « Iccarre » (voir p. 190). En progressant palier par palier avec chaque patient, il allonge la durée d'interruption du traitement, au départ réduite aux week-ends, puis à trois jours, quatre jours, cinq jours par semaine de pause thérapeutique pour les patients devenus en « ultra-intermittence », en quelques années. Le traitement n'était pas le même pour tous les patients : ils ne reçoivent pas toutes les mêmes combinaisons thérapeutiques et pouvaient être dans des rythmes d'intermittence très variables. Les résultats de ces six années de traitements intermittents sur une cohorte Iccarre de quarante-huit patients sont publiés en 2010[1]. Même si la charge virale est restée sous son seuil de détection avec un traitement intermittent, celui-ci n'est pas recommandé par les autorités médicales, ce qui explique sa publication dans le journal de faible audience *FASEB*. Jacques Leibowitch portera alors cette approche de l'intermittence thérapeutique auprès de l'instance nationale sur les essais thérapeutiques, l'ANRS (dirigé à l'époque par le devenu fameux covidologue Jean-François Delfraissy) pour qu'un essai clinique de non-infériorité du traitement intermittent (*vs* le traitement standard) soit envisagé afin de valider scientifiquement cette thérapie intermittente. Il attendra encore longtemps... Entre-temps, un second article sur la cohorte Iccarre, élargie à quatre-vingt-quinze patients, est publié en 2015, toujours dans le même

1. Leibowitch J. *et al.*, *FASEB*, 2010.

journal[1]. Encore mieux, certains patients sont encore moins traités, jusqu'à un ou deux jours seulement par semaine. Cela peut représenter jusqu'à 70 à 85 % de médicaments en moins.

Les associations vont alors faire pression auprès de l'ANRS pour imposer cette idée d'intermittence. Ces dernières sont représentées au travers du Groupe interassociatif Traitements & recherche thérapeutique, le TRT-5, qui rassemble onze associations de lutte contre le sida au sein de la commission scientifique AC5 de l'ANRS. Iccarre est présenté publiquement à la journée scientifique annuelle du TRT-5 en décembre 2011, journée à laquelle assistent de nombreux patients et cliniciens. Ces démarches conduisent à une première étape en 2014 avec le démarrage de l'essai prospectif non randomisé, ANRS 162-4D, chez cent volontaires. Cet essai apportera la confirmation qu'il est possible de maintenir la charge virale sous le seuil de détection en traitement intermittent de quatre jours sur sept[2]. Mais la preuve scientifique définitive de la non-infériorité de ces traitements intermittents par rapport au traitement standard continu est finalement apportée par l'essai ANRS 170 QUATUOR engageant un plus grand nombre de patients et incluant le bras de comparaison avec les traitements habituels quotidiens[3]. Il

1. Leibowitch J. *et al.*, « Four days a week or less… : the ICCARRE project », *FASEB*, 2015.

2. Truchis P. de *et al.*, « Four-days-a-week antiretroviral maintenance therapy… : the ANRS 162-4D trial. », *Journal of Antimicrobial Chemotherapy*, 2018.

3. Landman R. *et al.*, « A 4-days-on and 3-days-off maintenance treatment strategy for adults with HIV-1 (ANRS 170 QUATUOR)… », *Lancet HIV*, 2022.

aura donc fallu attendre vingt ans pour voir les idées du Dr Jacques Leibowitch triompher, vingt ans pour montrer que l'on pourrait traiter les malades quatre jours sur sept au lieu de sept sur sept. Quelles économies auraient pu être réalisées ! Malheureusement Jacques Leibowitch ne sera plus là au moment de la publication de cet essai en janvier 2022. Son rôle clé n'est pas mis en évidence dans l'article dont les auteurs comptent même certains des plus farouches opposants à ses idées de la première heure, et cela l'aurait révolté d'être en leur compagnie comme coauteur. Heureusement, un éditorial est associé à cet article et rend hommage au rôle pivot de Jacques Leibowitch et à sa vision prémonitoire. Quant à ses patients, depuis des années sous protocole Iccarre, ils ont constitué une nouvelle association, Les Amis d'Iccarre, pour promouvoir Iccarre y compris dans sa version ultra-intermittente réduisant la prise des médicaments à un ou à deux jours par semaine. Ils ont emprunté à Jacques Leibowitch son adage préféré : « Si moins c'est aussi bien, alors moins c'est mieux. » Son combat des dernières années était focalisé sur la surmédicalisation des patients infectés par le VIH.

Jacques Leibowitch aurait largement mérité de devenir professeur de médecine. Mais ses collègues immunologistes (sa spécialité universitaire) se sont ligués pour ne pas le nommer avec des arguments désespérants et probablement une jalousie féroce. Mais il est vrai que Jacques était un personnage atypique dans ce milieu encravaté. Il circulait en short et en patins à roulettes, c'est dire… Jacques Leibowitch le raconte dans son interview de mai 2001 à Jean-François Picard.

Je reprends ses propos mot pour mot : « En 1988, j'ai essayé d'entrer tête droite au cénacle des professeurs d'université en médecine. Le président de la commission d'immunologie qui devait veiller à mon élection-éviction ne m'était pas inconnu. Voici comment il m'a éjecté : "Leibowitch, vous aurez à passer une épreuve de titres et travaux ; je vous préviens, si vous parlez de sida, votre candidature ne sera pas présentée." SIDA, ce n'est pas ce truc d'immuno-déficience, de l'immunologie non ? Il avait été là quand je présentais l'hypothèse du rétrovirus pour le syndrome (de carence T épidémique) à un séminaire sur déficits immunitaires devant trois cents médecins et biologistes, à l'Hôtel-Dieu le 14 décembre 1982… Et je suis resté à Garches au rang d'officier sub-supérieur (maître de conférence des universités), sans promotion universitaire pendant vingt ans. J'y ai un peu prospéré grâce à mon équipe et l'aide de la société civile qui m'a doté, protégé, m'aura presque marié à ma troisième épouse. »

Vingt ans plus tard les choses avaient déjà bien changé. Si les médecins intéressés par l'infection VIH ont pu être ostracisés au début de l'épidémie, ils constituent maintenant une aristocratie fonctionnant dans l'entre-soi et en vase clos.

Ses membres ont pris le pouvoir dans des universités où ils placent leurs élèves dévoués, dans des associations où ils influencent les hommes politiques, dans des ministères où ils orientent les politiques de santé. Je m'étais déjà rendu compte avec la maladie de Lyme (*Maladie de Lyme. Réalité ou imposture*, Éditions Bouquins, 2021) comment la pensée d'une petite association, même pas représentative, pouvait susciter beaucoup plus l'intérêt des politiques qu'un essai scientifique rigoureux et l'avis d'experts autres qu'autoproclamés. Alors que dire des associations de patients infectés par le VIH dont le poids représentatif est encore plus lourd avec une expérience aguerrie, car acquise de haute lutte.

Pour avoir une idée de leur pouvoir d'influence, on peut lire la note publiée sur Facebook le 7 mai 2022 par le militant associatif gay Hervé Latapie, déjà cité à propos de la sexualité gay et de la PrEP. Il a été déclaré *persona non grata* à une réunion sur la sexualité gay, du fait de ses positions sur la PrEP. Je reproduis en partie le texte de son message, difficile à croire mais pourtant vrai car cela m'a été confirmé par un membre de l'Association française de lutte contre le sida (AFLS) où cette censure gay a provoqué quelques remous au printemps 2022.

« Hervé Latapie interdit de parler de sexualité gay par Willy Rozenbaum (Facebook, 24 mai 2022). Ce n'est pas une blague, juste la réalité de l'état du débat sanitaire en France ! Je devais intervenir aujourd'hui à un séminaire de formation de la commission psy du COREVIH Est Île-de-France : "La sexualité parlons-en, pistes de réflexion pour les soignants". J'avais été invité pour exposer mes réflexions sur la prévention des IST auprès des gays et exposer mon concept de "transition sexuelle", ceci en m'appuyant sur tout ce que j'ai réalisé ces dernières années : mes livres, *Doubles vies* et *Génération trithérapie*, le collectif Parlons Q, l'animation du pôle santé au Centre LGBT, les chroniques pour *Garçon*

Magazine et *Qweek*, le site checksex.org (pas encore en ligne mais cela viendra), le travail de prévention auprès des demandeurs d'asile… Donc oui, ma longue expérience de travail sur le terrain me donne la légitimité d'intervenir dans un tel séminaire. Mais, vendredi matin, j'ai reçu un coup de téléphone du professeur Willy Rozenbaum, président du COREVIH Paris-Est pour m'expliquer pourquoi il me serait impossible d'intervenir "en raison de mon opposition connue à la PrEP". Surpris (estomaqué en fait !) j'ai conversé une vingtaine de minutes (Willy Rozenbaum est toujours charmant et je reconnais qu'il était très correct de sa part de m'appeler lui-même pour m'avertir). Comment un professeur aussi emblématique que lui pouvait pratiquer une telle censure ? En se basant sur quelle analyse ? Et surtout dans quel intérêt ? L'oukase ne viendrait pas directement de lui mais des associations partenaires (Arcat, Actions traitements et AIDES ?) qui ont protesté et obtenu mon exclusion. Mais il reste d'accord sur le fond : on ne peut pas inviter un opposant à la PrEP dans son COREVIH, coordinateur des actions en faveur de la PrEP. Bonjour l'ambiance ! Est-ce ainsi que la science progresse ? » Et l'auteur de pointer le dogme de la « fin du sida ». Et de conclure : « manque de chance il y a eu la Covid, il y a la transition climatique, et l'écosystème sexuel des gays vacille : surmédicalisation, chemsex et toujours des IST (jusqu'à cette curieuse variole du singe qui surgit quand on ne l'attend pas). Comme pour le climat, il est peut-être temps de changer nos pratiques et de faire évoluer notre culture sexuelle héritée des années 1970. Mais pour cela il faut commencer par accepter de dialoguer. »

Je suis solidaire de ces propos. Il y a un refus de dialogue. Il est censuré. Il est exclu. Je connais ce sentiment. Nous n'allons pas dans le sens du vent de la sexualité chimique, de la surmédicalisation, des laboratoires pharmaceutiques.

Le risque d'une telle politique est connu et dénoncé depuis longtemps : l'émergence d'IST (voir troisième partie). Parmi ces IST, l'arrivée de la variole du singe en mai 2022 vient nous rappeler, fort à propos, l'importance de réfléchir à la sexualité au-delà de la PrEP. Mais ce n'est pas acquis. Les laboratoires pharmaceutiques ont envahi le champ de la prévention grâce à la complicité des sidacrates, médecins montant le cheval de Troie pharmaceutique. Et ceux-ci ont fait la preuve de leur efficacité pour bloquer toute tentative de diminuer la surmédicalisation des patients infectés par le VIH. Il aura fallu attendre deux décennies pour voir enfin triompher l'efficacité de l'intermittence thérapeutique.

Aujourd'hui, le sida est une maladie que l'on a tendance à oublier. En effet, le dépistage des patients infectés par le VIH et leur traitement (très efficace) a transformé cette maladie autrefois rapidement mortelle en une infection chronique assortie d'une vie quasi normale. Faut-il encore être dépisté avant le stade de sida ! C'est un enjeu considérable de santé publique : une personne dépistée et traitée correctement n'est plus contagieuse pour autrui. Traiter tous les patients infectés est la seule façon certaine de casser l'épidémie. Il faut mettre en pratique les objectifs de l'OMS, 90/90/90 devenu 95/95/95, soit dépister 95 % des patients infectés par le VIH, traiter 95 % des personnes dépistées positives et obtenir une charge virale indétectable chez 95 % des personnes traitées. Et il faut aussi réfléchir à nos modes de sexualité.

Troisième partie

LES RAISONS DE S'INQUIÉTER

Depuis quatre ans déjà, j'essaie d'alerter quant aux risques encourus avec les politiques actuelles de prévention des IST, trop exclusivement centrées sur la seule infection VIH, avec la PrEP qui a supplanté le préservatif. Je suis peu écouté et soutenu par mes collègues. Ceux de ma génération sont soit inquiets et ne le disent pas, soit empêtrés dans des conflits d'intérêts avec les laboratoires pharmaceutiques qui les empêchent, selon moi, d'y voir clair. Les plus jeunes n'ont pas les bases historiques pour comprendre les enjeux. L'histoire ne leur pas été enseignée.

J'ai lancé l'alerte en matière d'IST dès septembre 2018 (« Réémergence inquiétante des infections sexuellement transmissibles dans un contexte de promotion de la PrEP. Pourquoi ne pas en revenir au safer sex ? », *La Presse médicale*, 2018). J'ai récidivé en mars 2019 dans la revue de la Société de pathologie infectieuse de langue française (« Sortez couverts : rappelons les priorités de prévention des infections sexuellement transmissibles », *Médecine et Maladies Infectieuses*, 2019) et dans un journal international de forte audience (« Prevention of bacterial sexually transmitted infections in France : why not recommend using condom and safer sex ? », *Euro Surveillance*, 2019).

Ces alertes m'ont fait beaucoup d'adversaires parmi mes collègues infectiologues PrEPologues. Prévenir l'infection VIH est la priorité pour nombre d'entre eux. Que n'ai-je entendu : « Éric, tu ne vas pas nous embêter avec la PrEP ? » Peu importe les dégâts collatéraux en matière d'IST, des « infections mineures » pour les plus mal informés d'entre eux. Et puis la Covid est arrivée et a entraîné une immense parenthèse sexuelle de deux ans pendant lesquels, pour des raisons évidentes de distanciation physique et de port du masque, les choses se sont calmées sur le plan des IST. Mais cela a repris au début de 2022. Cela a même repris de manière spectaculaire avec la variole du singe…

En 2018-2019, dans les trois articles sus-cités, je liste huit raisons de s'inquiéter de la situation en matière d'IST :

1/ une évidence épidémiologique : les infections classiques, gonococcie et syphilis, sont sur la pente ascendante, et l'on revoit leurs complications, oubliées ;

2/ la résistance aux antibiotiques pose un problème thérapeutique croissant, rendant certaines IST de plus en plus difficiles à traiter ;

3/ la reprise des comportements sexuels exposant au risque d'IST, principalement chez les hommes ayant des relations sexuelles avec les hommes ;

4/ la réapparition d'infections transmises par voie féco-orale du fait de la banalisation des relations oro-anales ;

5/ l'apparition d'infections transmises par voie sanguine comme l'hépatite C, témoignant de risques associés d'exposition au sang ;

6/ la découverte du mode sexuellement transmissible de maladies émergentes transmises classiquement par d'autres voies, comme Ebola et Zika ;

7/ la transmission possible de certaines de ces maladies des mois après la guérison, comme c'est le cas d'Ebola ;

8/ l'oubli de l'histoire qui a pourtant tendance à se répéter dans beaucoup de domaines.

Je ne parlais pas d'IST plus fréquentes comme l'herpès génital, les infections à papillomavirus (source de cancers) et à *Chlamydia trachomatis* (source de stérilité). Elles n'avaient rien de nouveau et deux d'entre elles ont fait l'objet d'efforts récents en termes de dépistage et de prévention. Il s'agit d'une des avancées positives dans le domaine des IST ces dernières années.

Finalement, quatre ans plus tard, si on fait abstraction de la période Covid, rien n'a changé, tout s'est confirmé (sauf la tendance à la hausse de la syphilis) et on peut maintenant ajouter la variole du singe aux maladies émergentes susceptibles de se transmettre sexuellement. Car l'apparition brutale de foyers de variole du singe, avant tout parmi les HSH, en mai 2022, obligeant à fermer en Espagne un sauna, haut lieu d'échangisme gay, a ravivé les vieux souvenirs du sida. Une nouvelle émergence est bien possible en matière d'IST et cette communauté est la première touchée.

Une fois passée la vague constamment mortelle du sida, on a progressivement oublié que les IST sont une source importante de morbidité, notamment chez les jeunes et les femmes. Le sida avait eu un effet dissuasif majeur quant aux comportements à risque jusqu'à la fin des années 1990. Mais il faut maintenant affronter la recrudescence des IST en cours depuis le début des années 2000. Au moment de l'arrivée de la Covid en France (février 2020), la gonococcie était en constante recrudescence chez les gays.

L'Organisation mondiale de la santé (OMS) a fait en 2016 un rapport intitulé « Stratégie mondiale du secteur de la santé contre les infections sexuellement transmissibles 2016-2021 », affublé du sous-titre, un tantinet surréaliste dans le contexte : « Vers l'élimination des IST ». Soit l'OMS n'a pas les yeux en face des trous, soit elle fait dans le politiquement correct et l'optimisme béat. Car en fait, à l'époque, c'était déjà tout le contraire. Mais ce rapport a le mérite de donner quelques chiffres qui permettent de se faire une idée de l'étendue du problème des IST. L'OMS estimait en 2016 que plus d'un million d'IST étaient acquises chaque jour dans le monde. L'organisation évaluait à 357 millions le nombre de nouvelles infections par les quatre principales IST : la trichomonose (143 millions), les infections par *Chlamydia trachomatis* (131 millions), le gonocoque (78 millions) et la syphilis (5,6 millions). Nous parlerons des trois dernières mais pas de la trichomonose, infection surtout féminine dont le caractère pathogène est faible. Il faut ajouter à ces quatre IST plus de 500 millions de personnes qui vivent avec de l'herpès génital et plus de 290 millions de femmes qui acquerront une infection à papillomavirus, faute d'être vaccinées, un luxe initialement réservé aux jeunes filles et aux HSH des pays riches.

Mais la Covid a quelque peu changé la donne. Non seulement le respect des gestes barrière et les restrictions aux voyages ont limité les contacts entre personnes, mais la mobilisation des acteurs de santé publique sur la cause Covid, de 2020 à 2022, n'a pas permis un recueil satisfaisant ni une évaluation correcte des données. Les premières données post-Covid, à savoir les données de 2020, publiées dans le bulletin de Santé publique France de décembre 2021, étaient (faussement) rassurantes avec une diminution des gonococcies (- 13 %), des syphilis (- 18 %), des chlamydioses (- 31 %) et des nouveaux diagnostics (estimés à 4 856 cas) d'infection VIH (- 22 %). C'est la première année des mesures barrières avec deux confinements successifs dont un premier très strict. Il est très probable que cette diminution de nouveaux cas d'infection VIH s'explique par l'application stricte des mesures de distanciation sociale et par l'arrêt temporaire des voyages, notamment en provenance d'Afrique. Par ailleurs, le recueil des données de surveillance des IST s'est particulièrement dégradé au cours de ces deux années Covid (2020, 2021). Il faut ainsi prendre avec des pincettes les données rassurantes de 2020. Je m'arrêterai donc à l'arrivée de la Covid pour discuter des tendances précédentes.

Aujourd'hui, à la sortie de la grosse crise Covid, il est encore difficile de savoir comment les choses vont reprendre sur le front des IST. Je crains que cela ne reparte au même rythme qu'avant. Certains diront que cela relève d'un mauvais parti pris car on peut tout à fait croire que la prévention actuelle, dite diversifiée, marchera pour l'infection VIH comme pour les autres IST. On peut l'espérer car cette prévention coûte cher. Pour l'instant, on peut dire que cela est sans effet pour les IST, comme pour le VIH à raison de 6 000 à 7 000 nouveaux cas d'infection VIH par an (entre 2014 et 2019), sauf chez les HSH nés en France, chez lesquels on observe une diminution du nombre de cas.

On revoit donc des maladies dont on avait oublié qu'elles pouvaient être sexuellement transmissibles. Par exemple, les infections à méningocoques, observées sous forme de bouffées épidémiques dans le milieu HSH avec une mortalité élevée, jusqu'à 17 % (6 décès sur 36 infections) dans l'épidémie parisienne de 2013-2014. Il y a eu des *clusters* (« foyers épidémiques ») identiques parmi les HSH de Chicago en 2011, New York en 2011-2013 et Berlin en 2013. Maintenant, on vaccine gratuitement les HSH contre le méningocoque. Mais prétendre que les IST, autres que le VIH, ne sont pas un problème, comme je l'ai trop souvent entendu dire ces dernières années, me semble plus relever de la doctrine que de la médecine, à tout le moins de bonnes pratiques de santé publique.

9

Réémergence de la syphilis et de la gonococcie

Les deux compères ne font plus la paire

Pour les deux IST (syphilis et gonococcie) qui font l'objet en France d'une surveillance (même imparfaite), on connaît les tendances de 2000 à 2019. Ces deux infections n'ont pas arrêté de monter de façon parallèle chez les HSH, sans trop déborder chez les hétérosexuels, pour le moment. Pour les deux IST, il s'agit surtout d'hommes, essentiellement HSH, âgés en moyenne de trente-quarante ans et infectés par le VIH pour environ la moitié d'entre eux. En France la réapparition des deux compères a été progressive, puis s'est accélérée à partir des années 2010. Entre 2013 et 2015, on a observé plus 100 % de gonococcie et plus de 56 % de syphilis précoce chez les HSH (et plus 92 % de rectites à *Chlamydia trachomatis*). La pente de la courbe représentant le nombre de cas déclarés dans les réseaux de surveillance s'est en effet redressée en passant d'un angle de vingt-cinq degrés par rapport à l'horizontale à un angle de soixante-quinze degrés. L'argument avancé était que cette augmentation était due à un meilleur dépistage. Sauf que nous, cliniciens, voyions de plus en plus de malades avec des complications que l'on n'avait plus vues depuis les années 1970-1980, juste avant l'arrivée du sida.

En 2015, l'allure des deux courbes a divergé chez les HSH. La gonococcie a continué de monter avec une pente inchangée et l'ascension de la syphilis a laissé place à une série de hauts et de bas. C'est troublant pour deux IST se transmettant de la même façon. Il est de plus en plus avéré qu'en plus de prendre la PrEP classique (des antirétroviraux pour le VIH), les HSH avec des comportements sexuels à haut risque prennent un autre type de PrEP, un antibiotique pour les autres IST. Et si cet antibiotique était efficace contre la syphilis et pas contre la gonococcie, on comprendrait que l'une arrête de monter et l'autre continue au même rythme. C'est probablement ce qui se passe même si les défenseurs de la prévention diversifiée et de la PrEP attribuent le mérite de cette stabilisation de la syphilis à une meilleure prise en charge globale, oubliant que les gonococcies continuent de monter, et au même rythme, jusqu'à l'arrivée du Covid en tout cas.

Syphilis neurologique, auditive et oculaire

Le retour de la syphilis, excellent marqueur de MST au cours des siècles, n'a rien de surprenant. L'épidémie de sida a été précédée d'une épidémie de syphilis chez les HSH. Comme on l'a vu, le sida ayant conduit à une modification importante des comportements sexuels, la syphilis avait pratiquement disparu en France entre 1990 et 1997, comme aux USA et dans d'autres pays d'Europe. Mais depuis le début des années 2000, on assiste, dans la plupart des pays, à une recrudescence de la syphilis.

Pour les USA qui dictent toujours le tempo en matière de sexualité gay, on tendait en 2014, chez les HSH, vers des seuils d'incidence supérieurs à 300 pour 100 000, proches de ceux observés en 1982, juste avant l'émergence du sida. En France, on observait près de 1 500 cas de syphilis par an en 2014-2015 ; il s'agissait pour 92 % d'hommes (HSH pour 80 % d'entre eux), âgés de vingt à quarante ans (âge médian : trente-cinq ans), et infectés par le VIH pour près de la moitié. Ces caractéristiques épidémiologiques sont retrouvées dans la plupart des pays développés. Mais aux USA, la situation est plus diversifiée avec une prédominance de HSH sur les côtes Est et Ouest, et d'hétérosexuels dans le sud et le centre du pays. La syphilis y atteint alors des personnes précaires, avec une prédominance féminine et un lien fréquent avec la prostitution et la drogue. L'extension de l'épidémie de syphilis dans la population générale hétérosexuelle est donc possible, comme observée aux Antilles, à la Réunion et dans nombre de pays tropicaux. Mais, jusqu'à récemment en France métropolitaine, cela ne débordait pas trop dans la population hétérosexuelle. Et heureusement car, pour la syphilis, la transmission de la mère à l'enfant pendant la grossesse a de graves conséquences, comme nous l'avons déjà vu. En 2020, le nombre de cas de syphilis dans les CEGIDD a été estimé à environ 2 500.

On revoit donc les complications oubliées de la syphilis (atteinte de la vision, de l'audition ou du système nerveux) comme des gonococcies (septicémies, arthrites, ...) avec leur cortège de séquelles invalidantes (visuelles, auditives, neurologiques, articulaires, ...). Le risque d'atteinte neurologique ou visuelle, au cours de la syphilis récente (ou syphilis précoce), a été estimé à 1,7 % chez des HSH américains infectés par le VIH. Les complications neurologiques se répartissaient pour moitié en formes neurologiques et pour l'autre moitié en formes visuelles. Sur le plan neurologique, il s'agit surtout d'une méningite et d'une atteinte des paires crâniennes, l'atteinte vasculaire, dite syphilis méningo-vasculaire, étant plus rare. Toutes les paires crâniennes peuvent être atteintes mais les paires numéros VII et VIII sont les plus fréquemment touchées, responsables d'une paralysie faciale pour le VII, et d'une atteinte de l'oreille pour le VIII, avec risque de surdité définitive. Sur le plan visuel, tous les segments de l'œil peuvent être concernés avec pour risque principal l'atteinte définitive de la vision, estimée dans notre expérience à environ 15 % à un an.

Les complications de la syphilis sont l'exemple d'une redécouverte. Le principal facteur de risque de séquelles est très probablement le retard au traitement, il faut donc être extrêmement vigilant. L'apparition brutale d'un trouble visuel ou auditif, voire d'une atteinte neurologique brutale, chez un homme jeune sexuellement à risque, doit systématiquement faire évoquer une forme grave de syphilis et conduire à consulter en urgence.

Syphilis congénitale

La syphilis congénitale reste un problème de santé publique non résolu dans le monde. L'OMS estimait en 2011 à deux millions le nombre annuel de femmes enceintes ayant une sérologie de syphilis positive (soit environ 1,5 % de toutes les grossesses). L'OMS considérait alors que la syphilis congénitale était responsable chaque année de la mort de 650 000 nouveau-nés, soit deux fois plus que pour le VIH (300 000) et trois fois plus que pour le tétanos ou le paludisme (200 000). La syphilis congénitale est responsable de fausse couche et de décès néonatal précoce (50 %), de prématurité (25 %) et de séquelles graves (20 %). Dans le monde, la syphilis congénitale rend compte de 25 % des morts fœtales et de 11 % des décès de nouveau-nés, la plupart en Afrique. Mais la syphilis congénitale se voit aussi dans les pays développés. Elle a augmenté de 23 % aux USA entre 2003 et 2008 et de 72 % par an en Chine de 1997 à 2008. Heureusement, la syphilis congénitale reste exceptionnelle en France avec environ dix cas par an, mais il faut néanmoins se montrer vigilant. Pour les femmes enceintes, un dépistage systématique est recommandé en début de grossesse, puis en cas de prise de risque. Sinon, il faut continuer à surveiller attentivement le nombre de syphilis chez les femmes et les hétérosexuels. En 2019, il était stable chez les femmes et en faible diminution chez les hommes hétérosexuels (comme chez les homosexuels).

10

Émergence de la résistance

L'utilisation croissante des antibiotiques pour guérir, voire pour prévenir, des IST bactériennes (syphilis, gonococcie, chlamydiose, mycoplasmes) va inéluctablement conduire à l'apparition de résistances. Même à titre curatif, l'utilisation des antibiotiques est associée à l'apparition de résistance et cela concerne presque toutes les espèces bactériennes. Limiter la consommation d'antibiotiques (pris en trop grande quantité par les Français) a d'ailleurs été l'objet de campagnes de prévention dès 2002, avec le fameux slogan : « Les antibiotiques, c'est pas automatique. »

Résistance émergente pour le gonocoque

Le gonocoque est une bactérie qui déjoue très rapidement l'efficacité des antibiotiques. C'est la première MST qui a été accessible à un traitement antibiotique dans les années 1930. Il s'agissait d'un sulfamide, la première classe d'antibiotique découverte. Dès la fin des années 1930, la résistance est apparue et aujourd'hui, cette classe d'antibiotiques n'est plus du tout utilisée dans cette indication. Même histoire avec la pénicilline. À son apparition, au milieu des années 1940, cet antibiotique guérit la gonococcie aussi bien que la syphilis. Si son efficacité va perdurer pour la syphilis, très rapidement, le gonocoque va y devenir progressivement résistant. Il s'agit d'abord d'une diminution de la sensibilité qui oblige à augmenter les doses de pénicilline, puis très rapidement on constatera que la résistance est devenue totale, rendant l'utilisation de cet antibiotique inutile. Même histoire avec les fluoroquinolones. À leur apparition, au milieu des années 1980, cet antibiotique guérit la gonococcie. Mais très vite le gonocoque va devenir totalement résistant aux fluoroquinolones et, aujourd'hui, cet antibiotique n'est utilisé que dans les cas où la sensibilité à cet antibiotique est confirmée par des tests biologiques spécifiques.

L'histoire se répète encore avec les céphalosporines utilisées depuis le milieu des années 1990. Certains ont recommandé leur utilisation par voie orale alors qu'il s'agit d'antibiotiques très mal absorbés au niveau digestif. Cette modalité de prescription a dû favoriser l'émergence de la résistance. La résistance du gonocoque à la ceftriaxone (un antibiotique de la famille des céphalosporines) – le traitement de premier choix – est apparue en Asie à la fin des années 2000. Le premier cas a été observé en 2009 à Kyoto au Japon chez une travailleuse du sexe qui a bénéficié d'une approche *test and treat* (« dépister et traiter ») dans le cadre d'un dépistage systématique. Au contraire de la France, les travailleuses du sexe sont bien surveillées au Japon. Elle était porteuse du gonocoque résistant dans la gorge, pas au niveau génital ; elle se protégeait probablement pour les relations génito-génitales mais pas pour les relations oro-génitales. En France, les cas de résistance étaient initialement décrits au retour de voyages dans des pays où elle était déjà répandue. Si la résistance à la ceftriaxone ne s'est pas encore installée dans notre pays, cela circule probablement. En 2018, un couple était décrit avec une telle résistance, responsable d'une infection génitale et pharyngée, la première d'évolution favorable mais pas la seconde. Et pour tout arranger le couple a été perdu de vue. La même histoire est arrivée en Angleterre où il s'agissait de deux femmes et d'un homme. Malheureusement, on peut craindre, avec la reprise des voyages, l'arrivée de tels patients en provenance de pays où la résistance est déjà répandue. Les chaînes de transmission ne seront pas faciles à casser. Si l'on étend notre vision de la résistance au-delà de nos frontières, les chiffres sont inquiétants. L'épicentre de la résistance du gonocoque à la ceftriaxone se situe en Asie du Sud-Est où elle est observée chez 0,1 % à 5 % des souches de gonocoques, au Vietnam, en Corée du Sud ou au Japon. En Europe, on trouve un tel taux de résistance seulement en Espagne.

Pour le moment, il s'agit surtout d'une demi-résistance (une baisse de la sensibilité de la bactérie) à la ceftriaxone que l'on contourne en augmentant la dose. Par exemple, les cas observés en Angleterre et en France ont été traités, comme chez la travailleuse sexuelle japonaise, par une dose élevée pour l'époque de 1 gramme de ceftriaxone, mais cela n'a pas marché pour la localisation pharyngée. Les autorités médicales françaises ont recommandé d'augmenter la posologie de la ceftriaxone du simple au double en 2021. Il faudrait changer de médicament mais on n'en a pas d'autre, aussi efficace, à notre disposition en ville. Les recommandations européennes conseillent maintenant d'associer au traitement classique un autre antibiotique, mais ce dernier est peu efficace. L'apparition de souches totalement résistantes est inéluctable. Cette étape franchie, il faudra utiliser de nouveaux antibiotiques actuellement réservés aux hôpitaux pour des infections multirésistantes, ou revenir à de vieux antibiotiques toxiques, ou qui ne diffusent pas correctement dans la gorge, réservoir fréquent du gonocoque. Il faut donc espérer que le vaccin antigonococcique arrive rapidement. Pour le moment, ce vaccin n'existe pas mais une vaccination contre une bactérie qui partage des points communs, le méningocoque B, confère une efficacité croisée contre le gonocoque de 26 % (vaccination incomplète) à 40 % (vaccination complète).

Résistance établie pour un mycoplasme

Au contraire du gonocoque pour lequel il y a des espoirs, au moins vaccinaux, la partie semble en voie d'être perdue pour un mycoplasme (*M. genitalium*), déjà qualifié de *superbug* (« super-bestiole ») par les Anglo-Saxons. Nous sommes dépassés par la vitesse d'émergence de la résistance de *M. genitalium* aux antibiotiques, déjà peu nombreux au départ. Globalement, il y en avait trois mais, une dizaine d'années après l'émergence de cette infection chez les HSH, ils sont déjà grillés à des degrés divers et les pourcentages de résistance sont inquiétants. La résistance aux cyclines atteint environ 50 % des souches mais on l'utilise quand même (pour les 50 % restants). La résistance aux macrolides (antibiotiques de deuxième ligne) a été évaluée à 35 % en 2021, et elle est plus élevée chez les hommes (54 % *vs* 22 % chez les femmes). La résistance aux fluoroquinolones (antibiotiques de troisième ligne) a été évaluée à 17 % en 2021. La double résistance a été estimée, dans la même enquête française, à 12,8 %. La seule nouvelle rassurante est que les résistances sont stables depuis 2018 mais le niveau de résistance est tel que c'est inquiétant.

Cette constatation a eu deux conséquences importantes, toutes deux supportées par la nécessité de diminuer la sélection des résistants, donc de diminuer la prise d'antibiotiques. La première a été la décision de ne plus dépister l'infection à mycoplasme chez les personnes asymptomatiques et, si découverte lors d'un bilan systématique, de ne pas la traiter en l'absence de symptômes. On ne traite plus les patients infectés et asymptomatiques : du jamais vu en matière d'IST ! C'est comme si on disait aux personnes atteintes de Covid de ne plus s'isoler.

On renonce à casser les chaînes de transmission en laissant des patients infectés, potentiellement contagieux, non traités, en contaminer d'autres. Et tant pis pour le/la partenaire éventuel/le. Pour le partenaire, ce n'est peut-être pas trop grave, tant qu'il reste asymptomatique et s'il finit par se débarrasser tout seul de la bactérie. Mais pour la partenaire, en l'état actuel de nos connaissances, c'est tout simplement prendre des risques en ce qui concerne sa santé sexuelle. En effet, les femmes peuvent présenter des complications aboutissant à une stérilité. Mais les femmes n'ont jamais été les mieux considérées dans la prise en charge des IST, comme nous le reverrons plus loin avec *Chlamydia trachomatis* ou les papillomavirus. Mieux vaut donc espérer que cette bactérie ne soit pas aussi pathogène qu'on le craignait, pour les hommes et les femmes, au milieu des années 2010.

La deuxième conséquence a été l'abandon du « traitement minute » (une seule dose, bien pratique pour guérir vite) des urétrites sans germe identifié, pour un traitement long, source de mauvaise adhérence au traitement, et donc d'échec. Une fois la résistance avérée aux trois traitements antibiotiques, il n'en restera plus qu'un, gardé en réserve, car il faut le prendre à une dose plus élevée et pendant plus longtemps que dans ses autres indications. Ce qui explique sa mauvaise tolérance et le fait que l'on y recourt que la main forcée.

Résistance oubliée pour la syphilis

On n'a pas encore vu émerger de résistance de la syphilis aux deux antibiotiques encore efficaces, pénicilline et doxycycline, mais c'est une crainte certaine. Une angoisse, devrais-je dire, car il n'y a que ces deux classes de médicaments qui aient montré leur efficacité pour le moment. Or le potentiel d'émergence de la résistance est bien présent pour la syphilis, ce phénomène étant déjà arrivé dans le passé. Elle est devenue résistante aux macrolides, une classe d'antibiotiques efficaces il y a trente ans. Il faut donc espérer qu'elle ne devienne pas résistante aux cyclines.

La doxycycline a été évaluée dans la prophylaxie post-exposition (PEP) ou traitement post-exposition (TEP) des IST, dont la syphilis, chez des HSH à haut risque. Cela ne marche pas très bien. Mais le pas a été franchi par certains HSH à risque, de façon non encadrée ; les propres évaluateurs de cette démarche, des PrEPologues convaincus, ont reconnu son inutilité et son danger, après avoir ouvert la boîte de Pandore. La doxycycline est ainsi utilisée dans les plans de relation sexuelle en groupe à titre préventif. Ce sont deux PrEP combinées, l'une autorisée pour la prévention du VIH, l'autre utilisée hors prescriptions médicales pour la syphilis ou les chlamydioses. Dans de telles circonstances, le risque de voir émerger une syphilis résistante à la doxycycline est majeur. Ce serait une énorme tuile car c'est le seul médicament disponible en cas d'allergie aux pénicillines et le seul administrable par voie orale, toujours préférable pour des traitements prolongés. J'espère que cela n'arrivera pas, mais ce n'est qu'une espérance. Car nous sommes quelques-uns à être persuadés que cette émergence est inéluctable si l'on continue en ce sens.

Ironie de l'histoire, le même phénomène de prévention des IST, par la prise sauvage d'antibiotiques, était en cours au début des années 1980. Avant même l'apparition du sida, Louis-Dominique Lachiver, déjà cité, en parlait en ces termes en 1982 dans *La Santé sexuelle* :

« Les médications à visée préventive sont elles aussi d'une efficacité relative. Certains de leurs inconvénients peuvent même être plus graves que les maladies elles-mêmes. De plus, elles risquent de donner à tort une impression de sécurité totale et par là de faire oublier les mesures efficaces. » Il faisait allusion aux préservatifs. On voit que ces sages recommandations ont été complètement oubliées.

Résistance aux traitements antiviraux : VIH, surtout

L'émergence de virus VIH résistants aux antirétroviraux utilisés dans la PrEP est une autre éventualité. Il est facile de comprendre comment la résistance peut émerger, comme on l'a observé en Thaïlande chez un travailleur du sexe en mars 2016.

La Thaïlande est, de fait, très connue pour l'importance du tourisme sexuel surtout masculin, hétéro et homosexuel. Dans le quartier gay de Bangkok, vers Silom Road, on voit comment la situation s'est développée en regardant l'évolution de la campagne d'affichage d'une officine très orientée vers les touristes sexuels gays. En 2017, le panneau publicitaire, de proportions encore modestes, détaille les quatre services offerts par la clinique de santé sexuelle à ses clients occidentaux, pour « être sûrs de votre coup avant de le tirer » (*be sure before you shoot*) : « PrEP, test VIH gratuit, préservatifs gratuits et PEP en urgence. » En 2018, le panneau a quadruplé en superficie et exhibe un beau garçon très occidentalisé, qui brandit le comprimé bleu de la PrEP (du laboratoire Gilead) comme un trophée – « Un comprimé par jour éloigne le VIH. Un progrès scientifique que Dieu a envoyé de là-haut » – en déclinant la gamme des services qui s'est largement étoffée (à une exception près) : « PrEP, PEP, santé sexuelle, test de diagnostic rapide pour le VIH, test diagnostic pour la syphilis, diagnostic des IST, traitement des IST, traitement de la gueule de bois [si, si vous avez bien lu], traitement post-orgie et conseil en matière de chemsex. » Dix services auxquels il manque l'essentiel, le préservatif ! Le préservatif a disparu de la panoplie des services proposés entre 2017 et 2018. Dans un endroit pareil, on a de la peine à y croire. En 2019, date de mon dernier passage dans la capitale thaïlandaise, la clinique n'en a plus que pour la PrEP. Tout le reste a disparu des panneaux publicitaires. On y voit un couple occidental de HSH, brandissant le comprimé de PrEP, et l'affichage interpelle : « 8 000 personnes vivent sous PrEP à Bangkok et font la fête grâce à elle. Et vous ? » S'ajoute la rhétorique pro-PrEP : « Voyez les choses clairement en 2020 : la PrEP c'est mieux que le préservatif. PrEP 99 % d'efficacité, condom 72-81 %. » On oublie volontairement l'efficacité du préservatif contre les IST autres que l'infection VIH. Ce n'est même plus de la rhétorique, mais de la propagande. Dans le même temps on était passé du simple affichage au défilé d'images mettant en scène des gays de toutes les couleurs, mais pas beaucoup de Thaïlandais. Le nombre de succursales dans le monde avait aussi augmenté de façon importante, jusqu'à une dizaine dans de hauts lieux du tourisme sexuel gay. Et puis la Covid est arrivée, la Thaïlande a fermé ses frontières aux touristes en 2020 avant de les rouvrir progressivement deux ans plus tard.

11

Cancers, stérilité et autres soucis

Avec ce chapitre, j'aborde trois IST importantes à des degrés divers. Les infections à papillomavirus, source de cancer. Les infections à *Chlamydia trachomatis*, responsables de stérilité et de grossesse extra-utérine. Et l'herpès génital, la cause de nombreux soucis chez les personnes symptomatiques. Les deux premières ont bénéficié, au cours des deux dernières années, d'un intérêt certain avec une réévaluation des indications de la vaccination pour l'une, et des modalités de dépistage pour l'autre.

Papillomavirus, condylomes et cancers

Les papillomavirus humain (HPV, acronyme anglo-saxon pour *Human papilloma virus*), sont l'IST la plus fréquente dans le monde et en France. Leur principal risque est l'évolution vers le cancer. En décembre 2019, à l'occasion de l'élargissement de la vaccination contre les HPV à tous les garçons (plus seulement les HSH), la Haute Autorité de santé estimait à environ 1 750 le nombre de nouveaux cas par an de cancers HPV induits chez les hommes (anus, pénis, et plus fréquemment bouche) avec un risque particulièrement élevé chez les HSH. Dans le même temps, l'HAS estimait à environ 4 580 le nombre de nouveaux cas annuels de cancers chez les femmes (col de l'utérus, vulve, vagin, anus et bouche).

Il existe plus de 200 types de HPV. On distingue des HPV à faible risque d'évolution vers le cancer et d'autres à haut risque (types 16, 18, 31, 33, 35 et 45), plus ou moins couverts par les vaccins. On estime que toute la population sera infectée par les HPV à un moment ou à un autre de la vie. La fréquence des HPV est le plus élevée entre 15 et 25 ans, puis le taux d'infection décroît pour rester stable. À titre d'exemple, dans une cohorte publiée en 2011 (dite NHANES) de 4 150 femmes américaines suivies de 2003 à 2006, le portage de HPV au niveau génital atteignait 42,5 % entre 20 et 24 ans. Il était retrouvé chez 20 % à 25 % des femmes dans les tranches d'âge 14-19 ans et 50-59 ans. C'est beaucoup, surtout quand on sait que la répartition se fait de façon presque égale entre HPV à faible et haut risque de cancer. Parmi les mêmes femmes, le portage augmentait avec le nombre de partenaires sexuels au cours des douze derniers mois : 39 % pour zéro partenaire, 40 % pour plus d'un partenaire, 60 % pour plus de deux et 76 % pour plus de trois.

L'infection s'acquiert surtout au début de la vie sexuelle. Quand elle est symptomatique, elle est responsable de végétations vénériennes, ou crêtes de coq, ou condylomes, avec environ 100 000 personnes touchées par an en France. Les condylomes externes sont des tumeurs bénignes qui posent de difficiles problèmes thérapeutiques. Leur traitement relève de méthodes de destruction physique, chimique ou de renfort immunologique. Les indications dépendent de la taille, du nombre de lésions et de leur siège (pénis, vulve ou anus). Il faut parfois combiner les traitements, voire recourir en dernière extrémité à la chirurgie.

Mais l'infection par les HPV est le plus souvent asymptomatique et transitoire, disparaissant spontanément en six à dix-huit mois. L'infection peut aussi être latente pendant plusieurs décennies et se réactiver des années plus tard ; on observe ainsi, dans certaines études, une augmentation de la fréquence des HPV chez les femmes après cinquante ans. L'infection peut aussi persister au niveau du col de l'utérus (et certainement ailleurs) où elle peut évoluer en trois stades successifs. D'abord des lésions dites de bas grade, dont environ 40 % vont évoluer vers le haut grade (lésions précancéreuses), dont environ 20 % deviendront un cancer invasif. Cette évolution est lente, plus de vingt ans pouvant s'écouler entre l'infection et le cancer du col de l'utérus.

Chaque année, le cancer du col de l'utérus tue plus de 250 000 femmes dans le monde et environ 1 000 en France tandis que 3 000 cas sont diagnostiqués. C'est le dixième cancer par ordre de fréquence chez la femme. Grâce au dépistage par le frottis du col de l'utérus, la fréquence de ce cancer n'a cessé de diminuer entre 1980 et 2005. En dépistage systématique, la fréquence des frottis anormaux est d'environ 5 % et les lésions précancéreuses en représentent moins de 1 %. Mais des progrès sont encore à faire car la détection des HPV à haut risque de cancer permettrait de prédire le risque d'évolution vers des lésions précancéreuses ou de cancer avec une meilleure efficacité que le frottis.

L'exemple de Michael Douglas

« Michael Douglas met son cancer de la bouche sur le compte du cunnilingus. » C'est ainsi qu'une certaine presse reprend en juin 2013 les propos de l'acteur américain, soixante-huit ans au moment des faits, à une journaliste du *Guardian*. L'acteur révèle avoir été victime (et guéri) d'un cancer de la gorge. Le reste des propos est sujet à interprétation. Certains ont rapporté ce cancer au virus HPV transmis par le sexe oral. D'autres l'ont plutôt lié au tabac et à l'alcool. Et les derniers ont souligné que les trois sont des cofacteurs de ces cancers. L'acteur a fini par dire qu'il voulait sensibiliser la population au fait que les HPV étaient des facteurs de risque émergents du cancer de la bouche comme ils l'étaient pour le cancer du col de l'utérus. La vérité est bien couverte par le secret médical. Mais dix ans plus tard, on peut dire que la fréquence croissante du cancer de la bouche et de la gorge associé aux HPV devient une préoccupation de santé publique.

Si l'histoire naturelle du cancer du col de l'utérus est maintenant bien connue, il n'en est pas de même pour les autres cancers associés aux HPV, buccal, anal, et génital externe. Le portage de HPV au niveau buccal a été estimé à 7 % parmi 5 579 hommes et femmes, âgées de 14 à 69 ans, aux USA en 2009-2010 (étude publiée en 2012). Les deux pics d'âge sont 30-34 ans (7.3 %) et 60-64 ans (11.4 %). La fréquence du portage augmente avec le nombre de partenaires sexuels. Dans une plus petite étude (publiée en 2012), toujours américaine, de 1 000 femmes et hommes âgés de 18 à 30 ans, le taux de portage était de 2 % au niveau oral dans l'ensemble de la population étudiée. Mais ce chiffre augmentait chez les fumeurs, chez ceux qui avaient eu des rapports oro-génitaux avec plus de quatre partenaires différents dans leur vie (4 %), et ceux qui avaient pratiqué l'*open mouth kissing* (soit le baiser avec la langue dont on trouve une énième traduction anglophone ici) avec plus de quatre partenaires différents dans leur vie (4 % aussi). Les auteurs concluaient que les baisers à la française et le sexe oro-génital pouvaient tous deux constituer un risque de transmission des HPV.

En nombre, ces cancers de la bouche vont dépasser chez l'homme les cancers du col de l'utérus chez les femmes dans de nombreux pays. L'infection par un HPV à haut risque est une cause de cancers des amygdales et de la langue, sans oublier que le tabac et l'alcool constituent aussi un facteur de risque de ces cancers de la bouche. On estime aujourd'hui que 63 % de ces cancers sont associés à une infection par les HPV à haut risque oncogènes. Près de 90 % de ces cancers sont induits par les HPV 16 et 18, virus couverts par la vaccination.

L'incidence du cancer anal est également en constante augmentation chez les femmes et chez les hommes. Leur fréquence est quatre fois plus élevée chez les hommes que chez les femmes, en particulier chez les jeunes adultes et chez les personnes ayant un nombre élevé de partenaires sexuels. Le risque est 10 à 20 fois plus élevé chez les HSH que chez les hétérosexuels. Environ 80 % des cancers du canal anal sont attribuables à des HPV à haut risque, couverts par le vaccin. C'est l'un des cancers les plus fréquents chez les HSH et sa fréquence augmente chez les patients infectés par le VIH malgré les traitements antirétroviraux, probablement du fait de l'allongement de la durée de vie des patients.

La vaccination HPV universelle, dix ans de retard

La fréquence croissante des cancers liés aux HPV, notamment oraux, doit conduire à renforcer la couverture vaccinale par les vaccins actuels. Ils ont montré une efficacité supérieure ou égale à 95 % pour la prévention des lésions du col de l'utérus de haut grade liées aux HPV 16 et 18. Les vaccins assurent également une protection croisée contre d'autres HPV proches des HPV 16 et 18 et des HPV responsables des condylomes génitaux. L'efficacité est d'environ 70 % contre les condylomes génitaux chez l'homme et 50 % contre les lésions pré-cancéreuses anales chez les HSH.

En France, des recommandations de vaccination ont été publiées régulièrement, au cours de la dernière décennie. En 2012, la vaccination des jeunes filles est proposée entre les âges de 11 et 14 ans et l'âge du rattrapage a été limité à 20 ans. (« Avis du Haut Conseil de la santé publique », septembre 2012). En 2013, la même autorité sanitaire recommande d'élargir les indications aux HSH jusqu'à l'âge de 26 ans, ce qui sera fait. En 2016, l'échec du programme de vacination français est avéré avec une très mauvaise couverture vaccinale, estimée à 21 % chez les filles ; elle atteindra 24 % en 2018, un taux largement insuffisant, comparé au taux souhaitable de 60 %, objectif fixé par le plan cancer 2014-2019. Et en 2019, elle sera évaluée à 15-18 % chez les HSH. En 2019, la Haute Autorité de santé recommande alors de vacciner tout le monde, filles et garçons de 11 à 14 ans, selon un schéma à deux doses, alors que cette attitude (vaccination universelle) est déjà recommandée aux États-Unis et dans d'autres pays depuis 2011. Il est aussi recommandé une prise en charge à 100 % par la Sécurité sociale « pour pallier les inégalités socio-économiques constatées », un euphémisme étant donné le coût du vaccin. Un taux de remboursement identique (65 %) à celui des filles a été proposé aux garçons en janvier 2021. Mais les personnes avec des conduites à risque d'IST peuvent continuer à se faire vacciner gratuitement dans les CEGIDD.

Chlamydia trachomatis, stérilité et grossesse extra-utérine

L'infection à *C. trachomatis* est la plus fréquente des IST bactériennes en Europe et aux États-Unis. L'incidence a été estimée en 2009, dans 23 pays de l'Union européenne, à 185 cas/100 000 habitants ; elle est plus élevée chez la femme (217 cas/100 000) que chez l'homme (152/100 000). Mais la véritable incidence de l'infection est probablement encore plus élevée. En 2020, 125 000 cas d'infection à *Chlamydia trachomatis* ont été diagnostiqués en France chez les personnes de plus de 15 ans. Les trois quarts des cas concernent des jeunes entre 15 et 24 ans, et l'infection est plus souvent diagnostiquée chez les femmes que chez les hommes. La tendance est à la hausse mais celle-ci est censée refléter, pour certains spécialistes, une amélioration de la surveillance, des dépistages et des outils de détection plutôt qu'une réelle augmentation.

L'enquête CSF sur la sexualité de 2006 comportait un volet sur le dépistage de l'infection à *Chlamydia trachomatis* (NatChla). Sur l'ensemble de la population testée, entre les âges de 18 et 44 ans, la fréquence est de 1,5 % mais elle varie selon le sexe et l'âge. Chez les femmes, elle est plus élevée de 18 à 24 ans (3,6 %), diminue chez les 25-29 ans (2,6 %) et fléchit à partir de 30 ans (0,5 %). Chez les hommes, elle est décalée dans le temps, avec la fréquence le plus élevée entre 25-29 ans (2,6 %) et une diminution au-delà de 35 ans (< 0,5 %). La fréquence de l'infection augmente avec le fait d'avoir eu plusieurs partenaires sexuels dans sa vie, ou d'avoir eu un nouveau partenaire sexuel au cours des douze derniers mois. Mais 44 % des femmes et 26 % des hommes dépistés positifs ne présentent pas ces facteurs de risque classiques. Cela n'a rien de très surprenant étant donné le caractère asymptomatique de cette infection chez les femmes et dans une moindre mesure chez les hommes. Ainsi, les dépistés positifs peuvent soit avoir acquis l'infection au contact de leur nouveau et unique partenaire ne se sachant pas infecté, soit être infecté sans le savoir depuis longtemps car les infections chroniques sans symptômes sont fréquentes. Chez les personnes les plus à risque, cibles d'un dépistage régulier, le taux de positivité est encore plus élevé. En 2011, chez les femmes françaises enceintes, le taux d'infection à *C. trachomatis* était de 2,5 % chez plus de 1 000 femmes testées, et 7,9 % chez celles âgées de 18 à 24 ans. Les taux d'infection atteignent 10 % chez les personnes examinées dans les centres de consultation spécialisée pour IST.

L'infection à *Chlamydia trachomatis* est le plus souvent asymptomatique. Chez l'homme comme chez la femme, elle peut être responsable d'un écoulement génital non purulent (ce qui le distingue théoriquement de celui, purulent, de la gonococcie). Le principal problème est l'infection à bas bruit des trompes utérines chez la femme, où leur inflammation chronique ou répétée aboutit à une sténose progressive. Cela mène à la stérilité en cas d'obstruction bilatérale des trompes utérines, ou à la grossesse extra-utérine, une pathologie qui peut engager le pronostic vital en cas d'obstruction incomplète. Le rôle de la persistance de l'infection (favorisée par son côté asymptomatique), ou de sa répétition (dans une population à risque) dans la genèse de ces complications génitales n'est pas tranché. Mais les infections répétées sont fréquentes. Cela pose les questions du suivi des partenaires (dépistage, traitement) et de l'efficacité du traitement recommandé.

On a une petite idée de la proportion de femmes infectées qui développeront de telles complications (stérilité, grossesse extra-utérine) grâce à une étude appelée POPI. Les complications étaient définies comme une « maladie inflammatoire pelvienne », dénomination anglo-saxonne un peu floue, et non par les complications qui grèvent la santé de la femme, comme stérilité, grossesse extra-utérine ou douleurs pelviennes au cours des relations sexuelles. Pour justifier le fait de ne pas traiter toutes les femmes infectées, malgré les risques de transmission et de complications intercurrentes, les prélèvements étaient réalisés mais ils étaient stockés et seulement analysés un an après, de quoi se donner bonne conscience, au moins pendant l'année de l'étude. Car une fois les résultats définitifs parvenus, il y avait de quoi être mal à l'aise, pour les plus humanistes des médecins. En effet, parmi les femmes ayant un test positif à *C. trachomatis*, presque 10 % des femmes du groupe non traité ont eu une complication contre seulement un peu plus de 1 % dans le groupe des femmes traitées. Cet essai a démontré de façon indiscutable l'importance du dépistage et du traitement de l'infection pour prévenir les complications. Les considérations éthiques ont, fort heureusement pour la santé des femmes non traitées, limité la durée de cette étude à un an.

Les infections uro-génitales à *C. trachomatis* devraient faire l'objet de plus d'attention car elles comportent un gros risque pour la santé sexuelle des femmes. Non seulement elles sont en augmentation, mais elles passent trop souvent sous les radars de la détection. Il est donc nécessaire de les dépister tôt et souvent pour éviter les complications. Ce dépistage est d'autant plus facile qu'il existe des outils performants (tests PCR) pouvant être faits à partir d'autoprélèvements non invasifs, soit vaginaux, soit sur le premier jet des urines. Par ailleurs il existe un traitement antibiotique efficace même en traitement minute. Par contre, il est important de contrôler régulièrement les patientes traitées car la réinfection est fréquente.

En France, la HAS recommande depuis octobre 2018 le « dépistage opportuniste systématique » de l'infection à *C. trachomatis* des femmes sexuellement actives de 15 à 25 ans (y compris les femmes enceintes), et le « dépistage opportuniste ciblé » des hommes sexuellement actifs présentant des facteurs de risque quel que soit l'âge, des femmes sexuellement actives de plus de 25 ans présentant des facteurs de risque, et des femmes enceintes consultant pour une IVG, sans limite d'âge.

Les soucis de l'herpès génital

L'herpès génital n'est pas, à probablement parler, une IST émergente. Mais, comme pour les papillomavirus, je ne me voyais pas esquiver cette maladie d'importance. Pour comprendre la suite, un rappel est nécessaire. Il y a deux types de virus herpès (HSV), l'herpès 1 (HSV1) et l'herpès 2 (HSV2). Le premier (HSV1) est banal, et classiquement responsable de l'herpès des lèvres (herpès labial récurrent) plus connu sous le nom de bouton de fièvre. Le second (HSV2), moins banal, est classiquement responsable de l'herpès génital.

Autrefois, presque tout le monde arrivait à l'âge adulte en ayant rencontré l'HSV1 dans l'enfance et était immunisé, même en partie protégé, contre le HSV2 du fait d'une protection croisée estimée à 30 %. Maintenant, de nombreux jeunes arrivent à l'âge des premières relations sexuelles sans avoir jamais rencontré l'HSV1 et, du fait de la banalisation des relations oro-génitales, acquièrent un herpès génital à HSV1 auprès d'une personne l'ayant déjà contracté au niveau buccal. Les conséquences de cette transition ne sont pas bien connues car nous sommes encore dans une infection émergente avec l'herpès génital lié au virus de l'herpès buccal HSV1.

L'herpès génital, qu'il soit lié à HSV1 ou HSV2, est très fréquent. Une étude française publiée en 2002 a montré que 15 % des hommes et 19 % des femmes dans la population française avaient déjà rencontré (sans forcément en souffrir) le virus de l'herpès génital, HSV2. Le chiffre était encore plus élevé chez les personnes consultant pour une MST, pouvant atteindre 45 % chez les hommes et 67 % chez les femmes. Pour mesurer l'ampleur du problème, une étude française, publiée en 2004, avait estimé à 270 000 le nombre de personnes vivant avec un herpès génital (âge moyen : 29 ans), à 1,5 million les récurrences (80 % chez des patients avec plus de 6 récurrences par an) et à 23 millions les jours d'excrétion virale (70 % chez des personnes sans signes cliniques). La première rencontre avec le virus étant non symptomatique dans plus de 50 % des cas, la maladie est très souvent révélée par une récurrence ou par la contamination du/de la partenaire du fait d'une excrétion virale asymptomatique.

Le premier souci, avec l'herpès génital, ce sont les récurrences, à savoir l'aptitude du virus à se réveiller en divers occasions : fatigue, infection intercurrente, menstruations, traumatismes, stress, ... Leur fréquence dépend du type de virus, plus importante, au niveau génital, avec le HSV2 qu'avec le HSV1, et du patrimoine génétique. Les récurrences d'herpès génital impactent la vie sexuelle et la qualité de vie. Elles comportent le risque de transmission du virus à son/sa partenaire, rarement en poussée car cela n'incite pas aux relations sexuelles, mais entre les poussées où l'on peut rester contagieux. Il est aussi difficile à soigner car le traitement antiviral (valaciclovir) est efficace quand il est pris le plus tôt possible après l'apparition des lésions, voire mieux encore avant même que les lésions apparaissent. Il faut donc bien éduquer les patients à reconnaitre les signes précurseurs locaux (brûlures superficielles, fourmillements...) pour prendre les médicaments dès leur apparition. Au-delà de 48 heures après le début des signes, le traitement n'est plus efficace. Mais on en guérit spontanément.

Le deuxième souci, avec l'herpès génital, est la possibilité d'excrétion virale asymptomatique : le virus de l'herpès est retrouvé au niveau des voies génitales sans lésion cliniquement décelable. On est contagieux mais on ne le sait pas et c'est certainement ainsi qu'ont lieu la plupart des contaminations. C'est quasiment imparable ! En 2000, un médecin américain a même écrit que « l'excrétion virale asymptomatique de l'herpès faisait du sexe oral ou génital quelque chose d'aussi risqué que la roulette russe ».

Dans l'attente d'un vaccin qui serait certainement plébiscité, la seule façon d'éviter la transmission de l'herpès au partenaire est de prendre le même médicament (valaciclovir) à demi-doses pendant plusieurs mois.

C'est seulement conseillé chez les personnes ayant plus de 6 récurrences cliniques par an, après avoir prouvé l'herpès de façon formelle par un prélèvement local, et en rediscutant la prescription tous les ans, tout en sachant que la protection conférée n'est pas absolue. La transmission sexuelle a ainsi été évaluée de février 1998 à juillet 2001 chez 1 484 couples américains hétérosexuels où l'un des partenaires avait un herpès et pas l'autre. Le suivi a été de huit mois et l'article publié en 2004. Dans le groupe traité, il y avait moins de récurrences cliniques (39 % contre 77 % dans le groupe placebo) et moins de portage du virus au niveau génital (49 % contre 82 % dans le groupe placebo). Le risque de transmission de l'herpès au partenaire sexuel était diminué mais pas nul (1,9 % dans les couples placebo contre 0,6 % dans le groupe traité). Globalement le risque était accru chez les femmes et augmentait avec le nombre de rapports sexuels.

Dans un tel contexte, la dernière question qui vient à l'esprit des patients est : combien de temps je vais vivre avec cet herpès ? On peut en avoir une idée indirecte avec le nombre de poussées d'herpès dans l'année qui suit la contamination, mais il faut attendre un an et le patient aimerait avoir des réponses tout de suite. Demain, on identifiera génétiquement les personnes à risque de récurrence puisque le contrôle de l'herpès apparaît sous la dépendance d'un ensemble de gènes assez bien identifiés. Mais, pour le moment, il faut se rapporter aux études scientifiques et il n'y en a pas beaucoup qui suivent des patients pendant plusieurs dizaines d'années. Je ne suis même pas certain que cela ait été évalué sur dix ans. Pour l'heure, on se réfère donc aux modélisations mathématiques qui donnent un aperçu. En 2004, une étude française a ainsi estimé la durée de l'herpès génital à 5,7 ans en moyenne, à moins de 1 an chez 17 % des patients, de 1 à 2 ans chez 13 %, de 3-5 ans chez 24 %, et de 6-10 ans chez 19 %. Mais, dans mon expérience médicale, je vois des récurrences, certes très espacées, chez des personnes qui ont été infectées il y a plus de 40 ans.

12

Diversification des pratiques

La diversification des pratiques correspond à l'élargissement du répertoire sexuel au-delà des classiques relations oro-orales (le baiser) et génito-génitales (la pénétration). Les relations oro-génitales (fellation, cunnilingus) sont devenues banales mais on commence tout juste à en mesurer les conséquences en termes de santé sexuelle avec les cancers de la cavité buccale et les localisations pharyngées des IST classiques. Les relations génito-anales (sodomie) ne se sont pas banalisées tant que ça. On ne sait pas grand-chose de la fréquence du sexe oro-anal si ce n'est qu'il expose à toutes les maladies du péril fécal, dont l'hépatite A. Enfin, le chemsex, quand il est associé au partage de seringues en cas d'injections intraveineuses (slam), expose à toutes les maladies transmises par le sang, dont l'hépatite C et le VIH.

Sexe oral et réservoir pharyngé

L'élargissement du répertoire sexuel trouve une illustration dans la banalisation des relations sexuelles oro-génitales. En 2006, l'enquête CSF déjà mentionnée montre que la fellation est considérée comme une pratique « régulière » (définie par « souvent ou parfois au cours des derniers mois ») chez 67 % et 68 % des femmes et hommes entre 25 et 34 ans contre 22 % et 32 % des femmes et hommes entre 60 et 69 ans. En parallèle, le cunnilingus est considéré comme une pratique « régulière » chez 70 % et 68 % des femmes et hommes entre 25 et 34 ans contre 26 % et 40 % des femmes et hommes entre 60 et 69 ans. On peut interpréter ces résultats en se disant que l'on fait de moins en moins l'amour en vieillissant ce qui est vrai. Mais cela corrobore aussi une évolution des pratiques sexuelles en cours depuis le milieu du XXe siècle.

La réputation d'innocuité du sexe oral (on ne parle ici que du sexe oro-génital) est fausse. En cas de prise de risque, l'usage des préservatifs est recommandé ici aussi. Le sexe oral non protégé est notamment associé à la gonococcie et à la syphilis. À l'époque où l'on mettait encore des préservatifs pour les relations sexuelles classiques, mais où on ne les mettait déjà plus beaucoup pour le sexe oral, une étude parisienne chez 147 patients (dont 81 HSH) avec une gonococcie génitale (chaude-pisse) avait montré en 2001 que les fellations expliquaient la moitié (50 %) des contaminations. On voit aussi des chancres, lésions caractéristiques de la syphilis primaire, dans la bouche, sur les lèvres, la langue, les gencives, les amygdales. On passe facilement à côté car le chancre de la syphilis est indolore, guérit spontanément et est souvent invisible car plutôt situé dans la bouche que sur les lèvres ou le bout de la langue. Ce mode d'acquisition de la syphilis prédispose donc à l'apparition de complications secondaires car la maladie peut alors être révélée plus tardivement, au stade neurologique par exemple.

Le sexe oral est aussi associé aux cancers de la cavité buccale induit par les papillomavirus (HPV), à l'herpès génital (de type 1), et aux infections génitales (urétrites, septicémies) à méningocoques. La gorge peut héberger, silencieusement, d'autres agents d'IST comme *Chlamydia trachomatis*.

Gonococcie pharyngée

La gonococcie pharyngée (atteinte de la gorge par le gonocoque) peut être considérée comme une infection émergente, favorisée par la banalisation du sexe oral et la réémergence générale de la gonococcie. Pour autant, la localisation pharyngée du gonocoque n'est pas une découverte. Elle est connue depuis une cinquantaine d'années. À la fin des années 1970 et au début des années 1980, chez les personnes avec une atteinte génitale à gonocoque, la fréquence de la localisation pharyngée avait été estimée à 3-6 % chez les hommes hétérosexuels (la transmission par cunnilingus est considérée comme difficile), 10-20 % chez les femmes hétérosexuelles (la transmission par fellation est classique) et 10 à 25 % chez les gays. Mais chez 10-40 % des personnes avec gonococcie pharyngée, le pharynx peut être la seule localisation. Les études faites à l'époque montraient que la pratique à risque était le sexe oral non protégé, plus souvent la fellation que le cunnilingus. L'avènement de nouveaux tests diagnostiques, plus sensibles, et la résurgence des IST chez les gays sont associés à une réapparition de la gonococcie pharyngée principalement dans cette population. En Australie, une étude a récemment estimé la fréquence de la gonococcie pharyngée à 62 % par an chez des HSH PrEPeurs[1]. C'est un chiffre très élevé mais il s'agit de personnes très exposées.

La gonococcie pharyngée est asymptomatique dans la plupart des cas, ce qui rend la prise en charge difficile à moins de la dépister régulièrement chez les personnes à risque. Sa durée, mal connue, est estimée en moyenne à moins de trois mois dans l'étude australienne susmentionnée. Il est donc probable que l'on puisse se débarrasser tout seul du gonocoque dans la gorge, un milieu pas très accueillant pour les agents infectieux. Mais il peut s'en passer, des choses, en trois mois. Les complications locorégionales et générales sont rares mais elles sont possibles et leur gravité peut engager le pronostic vital.

Le traitement de la gonococcie pharyngée pose un problème potentiel car l'antibiotique utilisé n'est pas forcément aussi efficace que dans la gonococcie génitale,

1. Sex Transm Infect 2021 ; 97 : 452-457.

là où il a été évalué correctement. De plus, on sait que cet antibiotique, la ceftriaxone, ne diffuse pas bien dans la gorge. D'ailleurs la plupart des échecs du traitement de la gonococcie sont le fait des localisations orales. La mauvaise diffusion de la ceftriaxone dans le pharynx a été prise en compte, très imparfaitement, en 2021 avec de nouvelles recommandations françaises. Elles sont basées sur le niveau de sensibilité du gonocoque à la ceftriaxone, mais cela relève du vœu pieux plus que du principe de réalité pour plusieurs raisons. Le gonocoque est difficile à isoler, surtout dans la gorge, isolement pourtant indispensable pour l'évaluation de son niveau de sensibilité aux antibiotiques. De plus, cette technique n'est pas courante partout. Enfin, dans le meilleur des cas (isolement de la souche en culture, évaluation de la sensibilité aux antibiotiques), on ne peut pas obtenir les résultats avant 48-72 heures, délai que l'on n'attend pas d'ordinaire pour traiter les patients. Par ailleurs, l'émergence de la résistance aux antibiotiques rend l'efficacité des traitements alternatifs recommandés pour la gorge (azithromycine, ciprofloxacine) encore plus aléatoire. Enfin, pour les autres antibiotiques recommandés, on sombre dans le ridicule : l'un a été retiré du commerce, l'autre n'est pas encore commercialisé (s'il l'est un jour) et le dernier est bien connu pour sa mauvaise diffusion dans la gorge. On est bien dans une impasse thérapeutique, visible à brève échéance, pour cette localisation. Mieux vaut le savoir !

C'est avant 2020 que certains de mes collègues eurent l'idée, incongrue à mes yeux, d'évaluer la ceftriaxone, traitement antibiotique classique de la gonococcie génitale, dans la gonococcie pharyngée. Deux points me posaient un réel dilemme. Le premier concernait la posologie insuffisante du médicament, compte tenu de sa mauvaise diffusion dans la gorge à la dose habituelle, et il fallait, au moins, en augmenter la posologie, ce qui a été fait plus tard, ouf… Le deuxième était que l'on tirait au sort les patients, une moitié étant traitée « classiquement », l'autre moitié n'étant pas traitée, mais surveillée. On voulait évaluer si le patient se débarrassait tout seul du gonocoque en espérant qu'il ne ferait pas une complication entre-temps. Je ne sais pas ce que cet essai (intitulé GONOPHAR) est devenu. J'espère qu'il est parti aux oubliettes. Je ne m'impliquerai pas dans un essai pareil. C'est d'ailleurs le seul essai thérapeutique auquel je me sois opposé en tant que chef de service, quand je dirigeais le département des maladies infectieuses à la Pitié-Salpêtrière. J'ai justifié mon refus en disant que ne pas traiter des malades infectés n'était pas éthique, me rappelant la fameuse étude de Tuskegee. Et que traiter des malades avec un médicament connu pour ne pas bien diffuser dans la gorge me paraissait irresponsable. Un tel essai est indéfendable. S'il n'est pas parti aux oubliettes, la France entière des CEGIDD participera à un essai de ce type à partir de 2022-2023. Je souhaite bonne chance aux patients qui ne seront pas traités ainsi qu'à leur partenaire sexuel puisque le but de traiter les patients atteints de maladie transmissible est aussi de casser les chaînes de transmission. Et en l'occurrence elles ne seront pas cassées chez la moitié des patients.

Il est par ailleurs évoqué, depuis quelques années, principalement par les auteurs australiens, suivant de très près les HSH avec des comportements sexuels à haut à risque, habituellement des PrEPeurs, que la gonococcie pharyngée puisse être transmise autrement que par fellation ou sexe oro-anal, en l'occurrence par le baiser profond (*deep kissing*) ou avec la langue (*tongue kissing*). Mais cela n'emporte pas la conviction de tous, et notamment des auteurs américains. Personnellement je trouve les études australiennes peu convaincantes. D'ailleurs, certaines d'entre elles sont basées sur des modèles mathématiques, avec des hypothèses erronées, comme cela a été dénoncé par un des papes américains des MST en 2019[1]. Mais il faut garder à l'esprit que ce mode de contamination, par le baiser, reste possible.

Les mesures proposées par les auteurs australiens pour réduire la fréquence de la gonococcie pharyngée sont au nombre de six : arrêter certaines pratiques (le baiser avec la langue, le sexe oro-génital, le sexe oro-anal, l'utilisation de la salive comme lubrifiant pour le sexe génito-anal), utiliser des préservatifs pour le sexe oral, et faire des bains de bouche quotidiens avec des antiseptiques contenant une solution alcoolique. Les bains de bouche (*mouth washing*) ont l'air très populaires en Australie chez les HSH.

1. *Lancet Infect. Dis.*, 2019 ; 19 : e367–e369.

Sexe anal et sodomie

Le sexe anal (sodomie) concerne les HSH et dans une moindre mesure les hétérosexuels. Nous avons vu que l'homosexualité, largement définie par des pratiques homo-bisexuelles « au cours de la vie », était relativement constante au cours des dernières décennies dans les tranches d'âge 20-39 ans. Chez les hommes, sa fréquence était estimée à 4-6 % en 1970 (rapport Simon), 4-5 % en 1992 (rapport ACSF) et 5-6 % en 2006 (rapport CSF). Si on se focalise sur les « douze derniers mois » de vie, les pourcentages tombent à 1,4 % en 1992, et 2,2 à 2,9 % en 2006. Dans l'ensemble de la population évaluée en 2006 (enquête CSF), la fréquence relative (« souvent ou parfois ») de la « pénétration anale [...] au cours des douze dernier mois » chez les personnes âgées de 25 à 49 ans est de 12,2 % chez les femmes, et de 17,2 % chez les hommes. La différence entre les deux sexes pourrait s'expliquer par l'inclusion de personnes HSH pour lesquels le sexe anal est la norme.

Le sexe anal expose aux mêmes IST que les relations génito-génitales dans une localisation rectale qui fait parfois leurs particularités par exemple pour la lymphogranulomatose vénérienne (LGV). La LGV est une forme particulière d'infection à *Chlamydia trachomatis* liée à des sérotypes différents de ceux responsables d'urétrite, stérilité et grossesse extra-utérine. Elle est classiquement responsable d'ulcération génitale associée à une adénopathie inguinale satellite. Mais au niveau rectal, elle entraîne une rectite qui peut être confondue avec une maladie intestinale, inflammatoire comme la rectocolite hémorragique ou infectieuse, telle l'amibiase intestinale. On doit ajouter au risque élargi du sexe anal le risque d'amibiase génitale ou ulcère mutilant du pénis, une rareté. Enfin, nous ne passerons pas en revue les autres modalités du sexe anal qui exposent plus à des traumatismes qu'à des IST. Mais en cas de rapports sanglants, les risques d'hépatite virale (B et C), et d'autres maladies transmissibles par voie sanguine doivent être pris en compte.

Le syndrome de l'intestin gay

C'est une répétition de l'histoire à laquelle nous assistons encore ici. Les maladies infectieuses liées au péril fécal étaient bien connues avant l'apparition du sida, elles étaient regroupées sous le terme de « syndrome de l'intestin gay » (*gay bowel syndrom*). On a vu leur réapparition au début des années 2010 avec le retour des relations oro-anales, un temps interrompues ou protégées. Ainsi des infections digestives, maladies infectieuses contagieuses, sont directement transmises de l'anus à la bouche car, avec le sexe oro-anal, nous sommes directement à la source du péril fécal, il n'est même plus la peine de passer par les mains sales que l'on porte à la bouche ou qui souillent des aliments.

Ce syndrome regroupait toutes les infections digestives dues à des bactéries transmises par voie féco-orale comme *Campylobacter spp*, *Yersinia spp*, *Salmonella spp*, *Shigella spp*. La principale différence avec « avant le sida » est que ces maladies bactériennes sont maintenant devenues plus résistantes aux antibiotiques. Des maladies parasitaires viennent aussi se glisser là-dedans : amibiase, giardiase, …

Hépatites virales : A, B, C

La banalisation du sexe oro-anal parmi les homosexuels explique aussi la réémergence des épidémies d'hépatite A, une maladie plus souvent acquise sous les tropiques par les voyageurs non vaccinés que par voie sexuelle. L'hépatite A est censée toucher autant les hommes que les femmes avec un sexe ratio (rapport du nombre d'homme sur le nombre de femmes atteints) autour de 1. En janvier 2017, les épidémiologistes français sont surpris de voir les cas d'hépatite A s'amplifier de façon très importante et surtout de voir le ratio sexe augmenter progressivement jusqu'à quatre hommes pour une femme, en mai 2017. On va rapidement comprendre qu'il s'agit de HSH, que la source de l'épidémie est la *gay pride* (marche des fiertés) aux Pays-Bas de juin 2016 et que le variant dénommé *Netherland Europride* rend compte de près de la moitié des contaminations. On redécouvrira le rôle moteur des *gay pride* dans l'amplification des épidémies d'IST en juin 2022 avec la variole du singe.

Heureusement, il existe une vaccination efficace peu onéreuse et les HSH seront vaccinés gratuitement. On pourrait aussi rappeler les mesures d'hygiène élémentaire pour ce type de rapport comme se laver les mains et utiliser la digue dentaire. La santé sexuelle passe aussi par l'éducation et l'application des gestes à adopter en fonction des différents types de pratiques. Il serait aussi cohérent qu'une telle prise en charge de la vaccination antihépatite A soit étendue à la population générale ou, au minimum, aux voyageurs en pays tropicaux qui sont à fort risque de contracter la maladie en mangeant des aliments souillés.

Pour l'hépatite B, on ne la craint plus beaucoup car la vaccination est devenue obligatoire dans l'enfance. Elle comprend plusieurs injections, espacées de quelques semaines et mois, et confère une protection durant toute la vie chez la plupart des individus. Les vaccins peuvent avoir du bon !

Quant à l'hépatite C, il est abusif d'en faire une IST. C'est avant tout transmis par la seringue et les échanges interindividuels de matériel souillé par le sang. En dehors du chemsex, pour lequel le mode d'administration intraveineux (slam) est possible (50 % des cas environ), il n'y a aucune preuve solide de la transmission par voie sexuelle. Cela a été bien montré au début des années 2010. L'étude publiée en 2013 a été menée chez les partenaires sexuels de 500 personnes connues pour avoir une hépatite C, avec une durée moyenne de relation sexuelle de 15 ans (2-52 ans). À l'arrivée, moins de 1 % des partenaires sont retrouvés infectés par le même virus. Les auteurs ont calculé que le risque de transmission était de 0,07 % par an, soit 1 acquisition pour 90 000 relations sexuelles. Le risque de transmission sexuelle du virus de l'hépatite C est tellement faible dans la population hétérosexuelle qu'il n'a jamais été conseillé de prendre des précautions sexuelles dans les milliers de couples où l'un des partenaires était positif et pas l'autre. Il n'en est pas de même chez les HSH notamment les PrEPeurs. Ils se transmettent le virus, certainement par les injections, mais aussi par certaines pratiques sexuelles traumato-sanglantes faisant appel à des ustensiles réutilisés de personne à personne. Dans une petite étude américaine de 15 PrEPeurs avec hépatite C, le nombre de partenaires sexuels au cours des trois derniers mois avait été supérieur à 50 chez un tiers d'entre eux et entre 10 et 50 pour la moitié d'entre eux. C'est une sexualité différente au cours de laquelle ils peuvent se réinfecter car la maladie n'est pas immunisante. Comme cette infection est asymptomatique dans près de 90 % des cas, il est conseillé de dépister les personnes à risque tous les trois mois et de les traiter systématiquement comme dans la population générale. Le traitement, d'une durée de trois mois est encore très onéreux (28 000 euros), ce qui pousse à s'interroger sur la prévention des risques de réinfection.

13

Infections émergentes sexuellement transmissibles

Les nouveaux agents microbiens, propices à une épidémie d'IST, ne manquent pas. Au cours des dernières années, on a observé l'émergence de maladies infectieuses générales dont on a découvert, avec stupeur, qu'elles étaient potentiellement sexuellement transmissibles. C'est le cas des infections dues aux virus Zika, Ebola, de la variole du singe, voire de la fièvre de la vallée du Rift.

Le réservoir génital et la possibilité de transmission sexuelle de certains virus exotiques est une découverte récente. La présence de virus dans le sperme, prolongée bien au-delà de la guérison, est une source d'inquiétude légitime, surtout quand il s'agit de virus comme Zika ou Ebola. Le premier a de terribles conséquences chez les femmes enceintes. Le second est très contagieux, responsable d'une importante mortalité, et ne peut être pris en charge que dans des centres dédiés, peu nombreux sur le territoire. Vu nos relations privilégiées avec l'Afrique, siège des épidémies d'Ebola jusqu'à maintenant, on ne peut pas nier la possibilité qu'Ebola arrive en Europe, comme la variole du singe est sortie d'Afrique.

Zika

Pour le virus Zika, on a découvert qu'il était sexuellement transmissible grâce aux voyageurs. Ce virus avait la réputation, jusqu'à la flambée épidémique en Amérique du Sud et aux Antilles, d'être seulement transmissible par la piqûre d'un moustique. À l'occasion de cette épidémie, on a découvert que ce virus était aussi transmissible de la mère au fœtus, avec ses terribles conséquences de macrocéphalie (bébés à grosse tête) et ses malformations congénitales. On a aussi constaté qu'il pouvait se transmettre sexuellement, de personne à personne, d'homme à femme, de femme à homme, d'homme à homme et même par fellation. L'excrétion du virus Zika peut se poursuivre dans le sperme jusqu'à un mois après la guérison ; ainsi un convalescent de Zika peut transmettre l'infection par voie sexuelle. Les femmes enceintes devront alors faire très attention à avoir des relations très protégées avec leur compagnon. Il n'y a pas encore eu de description d'épidémie de Zika avec, comme origine, un cas initial de transmission sexuelle. Par contre, la transmission sexuelle de la maladie liée au redoutable virus Ebola a déjà été à l'origine d'un foyer épidémique, en 2016, en Guinée-Conakry où on l'a échappé belle.

Ebola

Ebola est une maladie africaine, redoutable, très contagieuse, très grave (mortalité d'environ 50 %). Ebola se transmet classiquement par les soins corporels, qu'il s'agisse de soins aux malades ou de la toilette corporelle des morts. Mais, découverte récente, il peut aussi se transmettre sexuellement et bien au-delà de la guérison. Le 7 mars 2015, un survivant de la maladie Ebola, considéré comme guéri depuis octobre 2014, a des relations sexuelles avec une femme ; le 10 mars elle est hospitalisée et elle décède de la maladie Ebola quelques jours plus tard. Les deux virus sont identiques. Elle a été contaminée sexuellement alors que son partenaire est guéri depuis 6 mois mais encore contagieux sexuellement ! Heureusement, la chaîne de transmission s'est arrêtée là car on était encore en pleine épidémie d'Ebola et tout le monde était en alerte. Mais, depuis cette date, beaucoup de chercheurs se sont mis en quête d'étudier le sperme des survivants d'Ebola en y surveillant la présence du virus au cours des mois suivant la guérison. Une étude publiée en 2017 a montré que le virus Ebola était présent dans le sperme chez 73 % des convalescents et qu'il y est excrété pendant une durée moyenne de 158 jours. Vu sur une échelle de temps, 50 % des convalescents ont fini d'excréter le virus dans le sperme après 115 jours d'évolution, 90 % au bout de 294 jours, le record étant établi à 407 jours ! Ce n'est pas très rassurant.

Pour avoir une idée des conséquences potentielles de cette transmission sexuelle s'étendant bien au-delà de la guérison, on peut se référer aux recommandations de l'OMS[1]. En terme de transmission sexuelle, l'OMS recommande que tous les survivants d'Ebola et leurs partenaires bénéficient de conseils sur le safer sex et soient fournis en préservatifs. Les hommes doivent faire un test PCR sur leur sperme. Pour ceux ayant un résultat Ebola positif dans le sperme, un test est nécessaire tous les mois jusqu'à deux tests consécutifs négatifs, avec un intervalle minimum de 2 semaines entre les deux tests. Les survivants peuvent revenir à des pratiques sexuelles normales seulement quand les deux tests sont négatifs. Dans certaines circonstances exceptionnelles, lorsqu'un homme survivant n'a pas accès aux tests sur le sperme, il doit continuer à avoir des rapports sexuels à moindre risque et à respecter les règles d'hygiène pendant au moins 12 mois après l'apparition des symptômes. Il devrait en être ainsi pour toutes les infections dont on retrouve la trace dans le sperme

Variole du singe

La mal nommée variole du singe (*Monkeypox*) ou orthopoxvirose simienne, est apparue fin avril, début mai 2022 en Europe. Elle est mal nommée car elle ne ressemble pas à la variole et le réservoir animal, encore

1. Maladie à virus Ebola, Aide-mémoire, janvier 2018 – https://apps.who.int/mediacentre/factsheets/fs103/fr/index.html

inconnu, n'est pas le singe. Par contre, l'agent responsable, un virus dénommé *monkey pox virus* (MPXV), appartient bien à la famille des virus de la variole. À l'heure où ces lignes sont rédigées, elle s'appelle encore ainsi. Son nom aura peut-être changé d'ici la sortie du livre. En tout cas, elle est devenue une pandémie. C'est une nouvelle maladie émergente en dehors de son berceau africain où elle est bien connue avec une mortalité estimée à 10 % pour le variant centrafricain (souche Congo, devenu MPXV clade 1), et à 1 % pour le variant ouest-africain (devenu MPXV clade 2 et 3). La pandémie actuelle est heureusement due à des sous-variants du clade 3. Le virus a certainement été introduit, par des voyageurs en provenance du Nigeria, dans divers pays probablement de façon simultanée. Des chaînes de transmission locales se seraient constituées avant l'amplification de l'épidémie par de grands rassemblements en mai 2022.

Début juillet 2022, il y avait plus de 2 500 cas rapportés en dehors de l'Afrique. Les cas se chiffrent à quelques centaines dans certains pays européens (Angleterre, Espagne, Portugal, Allemagne, France) qui représentent 80 % des cas mondiaux. Début juillet, dans le monde, environ 90 cas étaient rapportés par jour, à la sortie d'un beau mois de juin marqué par ses marches des fiertés et ses à-côtés. La dissémination de la maladie s'est faite à l'occasion de rassemblements festifs chez les HSH. On en a dénombré quatre importants en mai 2022 : un festival fétichiste à Anvers (Belgique), un sauna gay dénommé « El Paradisio » à Madrid (Espagne), un autre sauna gay au Québec (Canada), et la *Canary gay pride* aux Canaries (Espagne). Évidemment, les à-côtés des *gay pride*, qui ont eu lieu tout au long du mois de juin dans différents endroits du monde, n'ont pas amélioré la situation sanitaire en dépit de l'appel à la prudence d'une extrême minorité d'entre nous. Il ne fallait pas stigmatiser les HSH, nous disait-on !

Le principal facteur de risque est la promiscuité sexuelle. La transmission se fait par contact intime dont le degré est mal documenté. Il s'agit de transmission par voie sexuelle, par contacts cutanés directs, par voie muqueuse (en cas de lésions orales), par voie respiratoire et par l'intermédiaire d'objets souillés. Le virus est isolé dans le sperme. Dans les nombreux pays où on est informé correctement du sexe des patients, il s'agit à 98 % d'hommes ; et quand on est informé correctement de l'orientation sexuelle, il s'agit surtout de HSH. En France ces informations ont été difficiles à obtenir au début de l'épidémie. Un journaliste m'a raconté une « réunion d'information » un peu surréaliste tenue au ministère de la Santé début juin. Les intervenants ne parlaient que de « cas » (à ce moment-là, il n'y avait que 33 « cas » en France). Un journaliste dans la salle a fini par demander quel était le sexe des « cas » et il lui a été répondu que l'on « ne pouvait pas communiquer sur le sexe des cas à ce stade de l'épidémie ». À croire que ces 33 cas n'avaient pas de sexe. Heureusement, on pouvait déjà se référer aux sites anglo-saxons car, en France, le plus important semblait alors de ne pas dire qu'il s'agissait d'hommes et plus particulièrement de HSH ! De ce fait, des dizaines de gays ont été contaminés en juin et juillet 2022. Au 5 juillet, deux mois après le début de l'épidémie, on en connaissait enfin le minimum. Selon Santé publique France, le nombre de cas avait augmenté, avec 577 cas confirmés, dont 387 en Île-de-France. Ces cas « sont survenus essentiellement chez les hommes ». Décidément difficile de connaître exactement leur sexe… Et « lorsque ces informations sont renseignées, dans 97 % des cas, il s'agit de HSH et dans 75 % des cas d'hommes déclarant avoir eu plusieurs partenaires dans les semaines précédant l'apparition des symptômes ». Au 28 juillet 2022, 1 955 cas étaient recensés, au 23 août 2022, ils étaient 3 421, dont 62 % en Île-de-France. Tous les cas, sauf 39 femmes et 2 enfants, sont des hommes d'âge médian de 36 ans. Les femmes ont principalement été infectées dans leur environnement familial ou relationnel. Environ un tiers des hommes infectés ont une IST associée ; un quart sont séropositifs pour le VIH ; et trois quart des non-VIH sont sous PrEP. Il est difficile de savoir comment les choses vont évoluer avec le retour des vacances et la rentrée scolaire.

La durée d'incubation de la maladie varie de 5 à 21 jours. Le délai médian de diagnostic était de 6 jours après le début des symptômes, autant de jours de retard à l'isolement. Elle est difficile à établir car il y a rarement un contact unique. La présentation clinique de la maladie est dominée par une éruption cutanéomuqueuse dans 97 % des cas avec une localisation orale, génitale ou périanale dans 76 % des cas, et une éruption de lésions cutanées (des pustules, puis des ulcérations très douloureuses) dans d'autres territoires de la peau dans 72 % des cas. Les signes généraux (fièvre, fatigue, altération de l'état général) et des ganglions sont retrouvés dans à peu près 70 % des cas.

La maladie ne semble pas très grave dans cette population, contrairement aux descriptions initiales se référant aux formes africaines de la maladie. Cette dernière apparaît, pour le moment, moins grave qu'en Afrique. Moins de 5 % des patients sont hospitalisés, presque uniquement pour des raisons d'isolement. Fin août, il n'y avait pas eu de décès en France. Mais il y en a eu ailleurs dans le monde. Le traitement existant est unique, peu disponible, et n'apparaît pas très utile pour le moment car les malades guérissent spontanément. Mais il servira certainement si l'épidémie progresse et touche d'autres groupes que des personnes jeunes (actuellement entre 30 et 40 ans), et en bonne santé. La maladie est certainement plus grave chez les immunodéprimés, les femmes enceintes et les enfants, chez lesquels sont observées diverses complications.

Sur le plan préventif, il existe un vaccin, celui contre la variole, maladie aujourd'hui disparue mais contre laquelle on dispose encore de vaccins. Le schéma vaccinal est constitué de deux doses, espacées de 28 jours. Une seule dose suffit pour les personnes ayant déjà été vaccinées contre la variole mais deux doses sont indispensables chez les autres. Les personnes vaccinées contre la variole sont protégées dans environ 85 % des cas, mais cette estimation est douteuse, et fait référence à une vieille étude avec un vieux vaccin, de première génération. La priorité vaccinale devrait, selon moi, aller aux personnels soignants exposés n'ayant jamais reçu le vaccin contre la variole (interrompu à la fin des années 1970). Mais cela n'est pas la tendance. Étrange mutisme syndical en ces périodes de souffrance du personnel soignant.

Dès le 20 mai 2022, pour faire face à l'apparition de premiers cas de *Monkeypox* en France, la Haute Autorité de santé avait recommandé une « vaccination réactive post-exposition des personnes », c'est-à-dire la vaccination des personnes en contact avec un cas. Début juillet, l'ARS d'Île-de-France, région épicentre de la maladie en France, suivait cette ligne et recommandait la vaccination des cas contacts, « dans les 4 jours après la date du dernier contact à risque et au maximum 14 jours plus tard », en ces termes : « Une vaccination post-exposition avec un vaccin de troisième génération peut être proposée aux personnes identifiées comme contacts à risque ainsi qu'aux professionnels de santé exposés au risque sans mesure de protection individuelle. » Mais c'était irréaliste côté transmission sexuelle, déconnecté du terrain. D'une part, il était très difficile de repérer les cas contacts car la contamination est le plus souvent anonyme, se faisant lors de plans de sexe en groupe où il est difficile de savoir qui est le partenaire sexuel surtout en cas de contact à l'étranger. Dans la première étude d'importance, une étude anglaise de 82 cas confirmés (100 % d'hommes, 83 % HSH), 22 % rapportaient un voyage (79 % en Europe) pendant la période d'incubation et 72 % ne pouvaient donner aucun nom de contact. En France « la plupart des cas interrogés déclarent ne pas pouvoir identifier la personne qui les aurait contaminés ». Par ailleurs, il faudrait vacciner dans les 4 jours qui suivent le contact, et pas au-delà, sous peine d'être inefficace. Ses limites ont conduit la HAS à émettre de nouvelles recommandations le 8 juillet 2022 face à la « diffusion du virus *Monkeypox*, à la cinétique de l'épidémie et aux difficultés de tracer les contacts des personnes infectées ». La HAS recommande maintenant qu'une vaccination préventive soit proposée aux groupes les plus exposés : HSH, personnes trans multipartenaires, personnes en situation de prostitution, cas contacts, et professionnels exerçant dans les lieux de consommation sexuelle. Pour les professionnels de santé amenés à prendre en charge les personnes malades, elle est envisagée au cas par cas. La vaccination n'est pleinement efficace qu'après la deuxième dose.

Au terme de cette troisième partie, certaines choses doivent paraître évidentes. Les complications des IST vont augmenter au même rythme que les infections même si le dépistage rapproché peut prévenir certaines d'entre elles. Les cancers induits par les papillomavirus sont une source d'inquiétude persistante du fait de la pauvreté de la couverture vaccinale. Nous allons avoir de plus en plus de mal à traiter les IST. Les agents bactériens responsables d'IST vont devenir de plus en plus résistants aux antibiotiques. Certaines localisations, notamment pharyngées, et certaines complications, notamment neurologiques, posent d'ores et déjà des problèmes thérapeutiques. Enfin, les mêmes causes produisant les mêmes effets, nous allons voir arriver de nouvelles IST. La variole du singe a bien confirmé ces craintes. Dans un tel contexte, la mise en évidence de la transmission sexuelle d'infections tropicales longtemps après la guérison est une véritable bombe à retardement. Nous avons quelque part une certaine chance avec la variole du singe car quelque chose de beaucoup plus grave aurait pu nous tomber dessus. De plus, du fait d'un lointain cousinage avec la variole, on a un vaccin efficace, fait rarissime pour une infection émergente. Enfin la solidarité nationale s'exerce toujours. Mais cela ne doit pas nous dispenser de réfléchir au coût sanitaire de l'hypersexualité de certains, et à la meilleure façon de limiter les émergences dans ce petit groupe à risque. Nous n'avons pas envie de voir survenir une épidémie à Ebola.

Conclusion

Le parallélisme entre les années 1970 et les années 2010, en matière d'hypersexualité et d'IST, est évident. L'épidémie de sida a été précédée d'une multiplication des IST parallèle à la multiplication des partenaires sexuels dans un contexte d'absence de toute prévention. C'était le temps de la révolution sexuelle. L'arrivée du sida a brisé cette envolée jusqu'à l'arrivée des traitements efficaces. Mais les années 2010 ont vu la réapparition des mêmes IST, corrélée à une augmentation du nombre de partenaires sexuels dans un contexte de sexe chimiquement assisté, où la prévention sexuelle se limite à l'infection VIH (par la PrEP) et à quelques IST (par la vaccination). Les règles du safer sex et l'usage du préservatif, qui avaient permis de maîtriser l'épidémie de sida avant l'apparition des traitements antirétroviraux, ont été oubliés dans la communauté même qui en a été la première victime.

Épidémies de syphilis, d'infections à gonocoques, à méningocoques, à germes intestinaux (syndrome de l'intestin gay) et hépatite A ont émaillé chez les HSH le cours des années 1970 comme des années 2010.

Comment croire que les mêmes causes ne produiront pas les mêmes effets ? Et si cette épidémie actuelle de MST était annonciatrice d'une nouvelle épidémie, d'une nouvelle MST mortelle, du fait d'un nouvel agent sexuellement transmissible, inaccessible à un traitement préventif ou curatif ? On ne peut pas tout attendre de la science comme on le voit bien dans d'autres domaines, par exemple le réchauffement climatique.

Mais il est difficile de faire entendre sa voix, et c'est une des raisons d'être de cet ouvrage. Face à l'augmentation des IST, les réponses des autorités de santé, de certaines associations et des politiques me semblent parfois anachroniques. Elles m'apparaissent plus gouvernées par la crainte de stigmatiser de nouveau les personnes les plus exposées, alors même que l'histoire de la lutte contre le sida (et de toutes les autres épidémies) montre qu'il faut, au contraire, ne pas avoir peur d'informer et de réagir le plus rapidement possible afin d'obtenir une adaptation des comportements. Trop concentrés sur le sida et l'objectif plutôt utopiste d'obtenir sa disparition, la plupart des intervenants en santé sexuelle en sont arrivés à oublier la prévention de toutes les IST par le préservatif et le safer sex. En fait le monde de la lutte contre le sida s'est englué dans un processus de conflits d'intérêts très complexe. Les associations diverses, LGBT ou de lutte contre le sida, les professionnels de santé, les laboratoires pharmaceutiques, les ARS, la DGS, et bien sûr les hommes et femmes politiques, tentent de se ménager et de ne bousculer personne. C'est devenu une communauté de l'entre-soi qui défend des slogans consensuels et où il est difficile d'entendre des critiques ou des alertes.

La question de savoir si les mêmes causes produisent les mêmes effets est plus philosophique et historique que scientifique. D'ailleurs, les responsables de l'enseignement de la médecine se désintéressent de l'histoire. Elle n'est pas enseignée dans les facultés où l'on prépare les futurs médecins à réussir leur concours de sortie d'études plus qu'à éveiller leur sens critique. Les scientifiques prédisent difficilement l'avenir et les modèles mathématiques ne prévoient pas l'imprévisible. Et que disent les philosophes des risques de la répétition de l'histoire ? Ou les hommes politiques qui s'essaient à la philosophie ? Les avis sont partagés. Thucydide (460–400/395 av. J.-C.), historien grec, disait : « L'histoire est un perpétuel recommencement. » Cette notion ne date donc pas d'hier. Beaucoup plus près de nous, Winston Churchill (1874-1965), plus homme d'État qu'historien, assurait aussi : « Un peuple qui oublie son histoire est condamné à la revivre. » Pour les médecins de ma génération, celle qui a vécu le sida sans traitement, on ne le souhaite à personne. Les plus inquiets, quant à la répétition potentielle de l'histoire, pourront néanmoins appeler le philosophe Karl Marx (1818-1883) à la rescoussc : « Tous les grands événements et personnages de l'histoire du monde se produisent pour ainsi dire deux fois… la première fois comme une grande tragédie, la seconde fois comme une farce sordide… » Espérons donc qu'en lieu et place du sida, ce qui sortira de cette répétition de l'histoire sera plus une « farce sordide » que la tragédie à laquelle nous avons dû faire face dans les années 1980 et 1990. La variole du singe, surgie d'Afrique en 2022, serait-elle, comparativement au sida, cette farce ? Mieux vaut ne pas trop tabler sur cette hypothèse.

Les vaccinations et la PrEP permettront certainement, à court terme, de s'affranchir des risques des maladies correspondantes. Mais nous avons vu dans la troisième partie de cet ouvrage que nous n'échapperons pas à certains problèmes : augmentation des complications des IST (syphilis, gonococcie, chlamydiose…), résistance inéluctable aux antibiotiques, résistance probable aux antirétroviraux, apparition de maladies tropicales négligées comme Zika ou Ebola. L'histoire de la variole du singe arrivée en Europe parmi les HSH en avril-mai 2022 peut être vue comme la « farce sordide » attendue par les adeptes de Karl Marx ou comme l'annonce d'un bien plus grave danger. Nous aurions tort de négliger cet avertissement.

L'histoire des MST, au cours du XXe siècle, est en train de se répéter sous nos yeux en ce début de XXIe siècle. Le bon sens et l'expérience des années pré-sida devraient conduire l'ensemble de la communauté à s'interroger sur l'intérêt de la PrEP au-delà des personnes très à risque. On devrait pouvoir discuter, sans tabou, de la sexualité et rappeler les fondamentaux de la prévention des IST : âge des premières relations sexuelles, nombre de partenaires sexuels, fidélité réciproque, préservatif en cas de prise de risque, sexe oro-anal (retour aux règles d'hygiène fondamentales), PrEP, chemsex… On devrait proposer la vaccination gratuite (ou remboursée par la Sécurité sociale à 100 %) pour tous, indépendamment de l'orientation sexuelle, contre les MST (hépatite A, méningocoque, papillomavirus…) et sur prescription du médecin traitant. Dans un tel contexte, la prise en charge à 100 % des préservatifs serait un acte symbolique très fort à destination de la jeunesse et hautement plus universel que le remboursement à 100 % de la PrEP.

Tout à leur objectif d'éradiquer le sida, les pouvoirs publics ont ciblé la population HSH avec comme nouveau moyen de prévention, la PrEP. La banalisation de ce mode de prévention est dans tous les esprits puisque certains voudraient l'étendre bien au-delà des HSH les plus à risque, ce qui fera surtout le bénéfice des laboratoires pharmaceutiques avec lesquels les PrEPologues ont des liens d'intérêts importants. Elle est maintenant comparée par certains à un « préservatif chimique » même si le préservatif est plus naturel, beaucoup moins coûteux et protège contre toutes les IST dont le VIH, voire à une « contraception » (les femmes apprécieront).

Pourtant, au contraire de la PrEP, le préservatif et la contraception ne sont toujours pas remboursés à 100 % pour tous et toutes. Et surtout, c'est faire fi de l'explosion des IST. Mais la parade est toute trouvée par les PrEPologues : *test and treat*, autrement dit dépister les personnes à risque (tous les trois mois) et traiter. On va appliquer les mêmes remèdes que pour le VIH. Il n'est pas question de nier ici l'efficacité de la PrEP, elle prévient très bien l'infection VIH, personne ne le conteste. Mais elle a un coût financier et en termes d'augmentation des IST. En ces temps d'émergence de la résistance aux antibiotiques des bactéries les plus courantes, il ne faudrait pas attendre l'arrivée du premier gonocoque toto résistant ou du premier *Mycoplasma genitalium* toto résistant pour penser à revenir à l'usage du safer sex. D'autant que l'on est déjà sur le chemin de la toto résistance en Europe pour *M. genitalium*. C'est oublier, complètement, qu'il vaut mieux prévenir que guérir, une règle pourtant fondamentale en matière d'infection.

Personne ne veut limiter la liberté et le plaisir sexuel. Hélas, le médecin que je suis garde un devoir d'alerte. On ne peut pas s'affranchir de certaines règles de vie commune. En sexualité comme dans d'autres domaines de la vie, santé égale sobriété, sous peine d'en payer les conséquences. Le but était d'informer de ces risques d'IST. Au-delà de ce devoir d'alerte, je ne pense pas que l'on puisse faire l'économie de discuter sérieusement de sexualité (dès l'adolescence), de (ré)apprendre à aimer dans le respect mutuel des autres, et de promouvoir une sexualité épanouie tout en restant affranchis de la chimie, et à l'abri des IST. Restons optimistes !

Bibliographie choisie

Sexualité

Philippe Brenot, Laetitia Coryn, *Une histoire du sexe*, Les Arènes BD, 2017.

Pierre-Marc de Biasi, *Histoire de l'érotisme. De l'Olympe au cybersexe*, Découvertes Gallimard, 2007.

Jean-Louis Flandrin, *Le Sexe et l'Occident : évolution des attitudes et des comportements*, Éditions du Seuil, 1981.

Sigmund Freud, *Trois essais sur la théorie sexuelle*, Gallimard, 1962 (1e éd., 1905)

Joseph-Marie Lo Duca (dir.), *Dictionnaire de sexologie*, Éditions Jean-Jacques Pauvert, 1962.

Fabrice d'Almeida (dir.), *Amour et sexualité*. Recueil inédit d'articles publiés dans *L'Histoire* et mis à jour. Collection Pluriel. Librairie Arthème Fayard, 2012.

Nathalie Bajos et Michel Bozon (dir.). *Enquête sur la sexualité en France. Pratiques, genre et santé*, La Découverte, 2008.

Louis-Dominique Lachiver, *La Santé sexuelle : connaître, prévenir, guérir les maladies sexuellement transmissibles*, Ramsay, 1982.

Malka Marcovich, *L'Autre Héritage de mai 68. La face cachée de la révolution sexuelle*, Albin Michel, 2018

William H. Masters, Virginia E. Johnson, *Les Réactions sexuelles*, Robert Laffont, 1968.

Desmond Morris, *Le Singe nu*, Grasset, 1967.

Robert Muchembled, *L'Orgasme et l'Occident. Une histoire du plaisir du XVIe siècle à nos jours*, Éditions du Seuil, 2005.

Benoît de Sagazan, Michel Rouche, *Sexualité, intimité et société. Sous le regard de l'histoire*, Éditeur CLD, 2005.

Simon P., Gondonneau J., Mironer L., Dorlen-Rollier A.M., *Rapport sur le comportement sexuel des Français*, Éditions René Julliard/Pierre Charron, 1972.

Spira A., Bajos N., et le groupe ACSF, *Les Comportements sexuels en France*, La Documentation française, 1993.

Wilhelm Reich, *La Révolution sexuelle*, 10/18, 1970.

Georges Wolinski, *La Sexualité des Français, de De Gaulle à Sarkozy*, Drugstore/Arte éditions. Glénat, 2010.

IST/MST

Anne-Marie Casteret, *L'affaire du sang*, La Découverte Enquêtes, 1992.

Éric Caumes, Michel Janier, *Syphilis*, Éditions techniques Encycl Med Chir (Paris, France). Collection Maladies infectieuses ; 1994,8-039-A-10,14 p.

Jean-Claude Chermann, avec Olivier Galzi, *Tout le monde doit connaître cette histoire*, Stock, 2009.

Mirko Grmek, *Histoire du sida*, Payot, 1989.

Dominique Lapierre, *Plus grands que l'amour*, Robert Laffont, 1990.

Jacques Leibowitch, *Un virus étrange venu d'ailleurs. Le sida*, Grasset, 1984.

Thomasz F. Mroczkowski, *History, Sex, and Syphilis : Famous Syphilitics and Their Private Lives*, Parlux, 2005.

Jacques Pépin, *Aux origines du sida. Enquête sur les racines coloniales d'une pandémie*, Éditions du Seuil, 2019.

Claude Quetel, *Le Mal de Naples. Histoire de la syphilis*, Seghers, 1986.

Willy Rozenbaum, *La vie est une maladie sexuellement transmissible constamment mortelle*, Stock, 1999.

Bernard Seytre, *Histoire de la recherche sur le sida*, Presses Universitaires de France, 1995.

Randy Shilts, *And the Band Played On. Politics, People, and the AIDS Epidemic*, St Martin's Press, 1987

Robert M. White, « Unraveling the Tuskegee Study of Untreated Syphilis », *Arch. Intern. Med.*, 2000 Mar 13 ; 160(5) : 585–598

Remerciements

Merci aux quatre relecteurs pour leurs commentaires et propositions. Jean-Michel Blancher est un médecin retraité. Hervé Latapie est un activiste gay avec lequel j'échange beaucoup d'idées depuis de nombreuses années. Les deux femmes ont préféré rester anonymes mais elles ont relu très attentivement le texte.

Table des matières

PREMIÈRE PARTIE.
HISTOIRE ABRÉGÉE DE LA SEXUALITÉ

TROISIÈME PARTIE. LES RAISONS DE S'INQUIÉTER

Bouquins Document

Professeur Éric Caumes, *Maladie de Lyme. Réalité ou imposture*

Mathieu Gallet, *Jeux de pouvoir*

Aurélien Martinez, *Quand les verts descendent en ville*

Jean-Marc Quaranta, *Un amour de Proust*

Serge Raffy, *Anne Hidalgo. Une ambition qui vient de loin*

Jean-Marie Rouart, *Omar, La fabrication d'une injustice*

Frédéric Says, *Billets politiques. Sur le fil du quinquennat*

François Simon, *La Poétique du jambon-beurre*

Régis Le Sommier, *La Vérité du terrain. Récits d'un reporter de guerre*

Composition et mise en pages
Nord Compo à Villeneuve-d'Ascq

MIXTE
Papier issu de
sources responsables
FSC® C003309

L'éditeur de cet ouvrage s'engage dans une démarche
de certification FSC® qui contribue à la préservation
des forêts pour les générations futures.

Pour en savoir plus :
www.editis.com/engagement-rse/

Achevé d'imprimer en octobre 2022
par Normandie Roto Impression s.a.s.
61250 Lonrai (Orne)
N° d'édition : 64712/01 – N° d'impression : 2204890

Imprimé en France